DIE INDIVIDUELLE REAKTIONSWEISE BEI CHIRURGISCHEN INFEKTIONSPROZESSEN

VON

DR. GERD HEGEMANN

DOZENT AN DER UNIVERSITÄT MARBURG

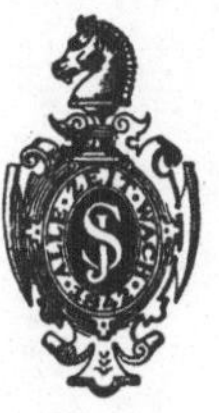

BERLIN · GÖTTINGEN · HEIDELBERG

SPRINGER-VERLAG

1949

AUS DER CHIRURGISCHEN UNIVERSITÄTS-KLINIK MARBURG (LAHN)
(DIREKTOR: PROF. DR. O. WIEDHOPF)

ISBN 978-3-642-49500-7   ISBN 978-3-642-49786-5 (eBook)
DOI   10.1007/978-3-642-49786-5

Inhalt.

1. Einleitung.

Krankheit ist immer eine besondere Lebenssituation des *einzelnen*
Menschen. Jedes Individuum gestaltet nach der ihm eigentümlichen
Struktur und den für es zutreffenden Bedingungen seine Krankheit.
Jeder Fall desselben Krankheitsbildes verläuft im Einzelfalle *anders.*
Auch durch denselben Erreger „hervorgerufene“ Infektionsprozesse
zeigen bei jedem Patienten ein ganz andersartiges Aussehen. Schon
in der wechselnden Lokalisation des Herdes tritt uns das Einmalige
des Vorganges entgegen. Derselbe Streptococcus kann ein Panaritium,
ein Erysipel, eine Arthritis, eine Peritonitis oder eine Thrombophlebitis
verursachen. Auch Infektionsprozesse am selben Organ bei gleicher
Keimbeteiligung verlaufen in jedem Einzelfalle ganz verschieden,
harmlos mit spontaner Heiltendenz oder progredient mit bösartiger
Entwicklung. Jeder Furunkel, jede Knochentuberkulose, jede Appendicitis usw. ist von der gleichen Erkrankung bei einer anderen Person
so durchaus abweichend, daß wir immer wieder Fehler machen, wenn
wir diese Prozesse etwa bei der Beurteilung unserer Heilmethoden
für eine Krankheit vergleichen wollen. Lehrbuchmäßige Darstellungen
sind aus einer größeren Zahl ähnlicher Vorgänge abgeleitete und kon-
struierte Durchschnittsbilder, die bei Beobachtung in der Wirklichkeit
beim einzelnen Patienten ein immer wieder anderes Aussehen erhalten.
Die außerordentlichen individuellen Unterschiede im Anpassungsverhältnis Organismus/Erreger werden noch größer, wenn wir nicht
nur Krankheitsfälle vergleichen, sondern festzustellen versuchen, warum
der eine Organismus erkrankt und der andere gesund bleibt.

Bei allen Infektionskrankheiten neigen wir dazu, Unterschiede
in der Erreger*virulenz* und der Infektionsdosis *(Exposition)* als Ursache
des auffälligen Wechsels in der Anfälligkeit und im Verlauf beim
einzelnen Fall zu suchen. In der Forschung über die Ursache der Krankheiten bedeutete die Entdeckung von pathogenen Mikroorganismen,
die in den Körper eindringen, etwas ganz Neues und Umstürzendes.
Diese großen Entdeckungen der Bakteriologie verführten oft zur
Ansicht, daß mit den Erregern die Krankheit den Organismus als

etwas Fremdes von außen anfalle. Beim Zusammentreffen eines
Erregers mit dem Organismus ist die Krankheit aber nicht eine zwangs-
läufige Folge der pathogenen Wirkung der Keime nach Art einer
mechanistischen Reihe in der unbelebten Welt. Der infizierende Erreger trifft als „*Reiz*" ein lebendes *Individuum*. Hierbei erfolgt eine
biologische „*Reaktion*", die entscheidend geformt ist von der getroffenen
Person. Ob überhaupt eine Reaktion eintritt, und wie sie verläuft,
hängt mindestens ebensoviel wie von dem Keim, von der Individualität,
der Ansprechbarkeit, der Reaktionsweise des Organismus ab. Die
überwiegende Bedeutung des Terrains gegenüber dem Erreger kann
man wahrscheinlich bei manchen Infektionskrankheiten feststellen.
Bei den meisten Infektionsprozessen der Chirurgie ist die Frage der
Auslösung der Krankheit oder des Gesundbleibens und die Frage eines
gut- oder bösartigen Verlaufes entscheidend abhängig von der individuellen Situation des Organismus und viel weniger vom Erreger. In
der menschlichen Pathologie ist der Tatbestand des Tierexperimentes,
wo eine bestimmte Infektionsdosis mit Sicherheit zur Erkrankung
führt, nur selten gegeben.

Nur in *Ausnahmefällen* spielt bei den heute meist vorliegenden
Verhältnissen der *Erreger* die *entscheidende* Rolle, z. B. bei der ärzt-
lichen Berufsinfektion, bei Bißwunden, bei Gelenkinfektionen und
einigen anderen. Wir haben es meist nicht mit absolut pathogenen
Keimen zu tun, an denen alle Menschen erkranken, die damit in den
vorkommenden Dosen infiziert werden. Bei der Großzahl der den
Chirurgen interessierenden Infektionsprozesse sind die Erreger solche
Mikroorganismen, die wir auch in *gesunden* Tagen in der nächsten
Umgebung des Menschen, auf der inneren und äußeren Körperoberfläche
und vereinzelt selbst *im* Gewebe und Blut feststellen können.

Im Verhältnis Erreger/Organismus gibt es eine *latente Infektion
ohne Infektionskrankheit*. Unsere Operationswunden werden immer aus
dem Nasen-Rachenraum des Operateurs, aus der Luft und von der Haut
des Patienten mit echten Staphylokokken und Streptokokken infiziert
(WALTERS u. a.) und heilen doch meistens reaktionslos. Die zur normal-
physiologischen Standortflora der Haut gehörenden Pyokokken be-
stehen meist gänzlich reizlos. In anderen Fällen rufen sie Furunkel,
Phlegmonen und Erysipel hervor. Selbst bei der Wundrose ist die
Keimbesiedlung nicht allein entscheidend. Die ausschlaggebende
Bedeutung der Disposition ist hier abzuleiten aus der Seltenheit von
Pfleger- und Hausinfektionen, aus der Rezidivneigung nur einzelner
Personen und aus experimentellen Ergebnissen. Es gelang z. B.
TH. KINDLER bei drei kräftigen, jungen Patienten mit Neurolues in
keinem Fall bei 14 auf verschiedene Weise versuchten Impfungen ein
Erysipel zu übertragen. Auf der Haut finden sich in 75% echte

FRAENKEL-Gasödemkeime (COENEN), erdbeschmutzte Wunden enthalten zu 100% Gasödem- und zu 30% Tetanuskeime (EFFKEMANN), trotzdem entstehen die entsprechenden Infektionsprozesse nur ausnahmsweise, wenn zur Erregungsanwesenheit noch eine besondere Körperverfassung hinzukommt. Es gibt keinen fortschreitenden Gasbrand der Gelenke, des Schädels, der Brust- und Bauchhöhle und der Gallenblase, obgleich die entsprechenden Erreger an diesen Stellen gefunden wurden (COENEN). In Verbrennungswunden kann man in der Hälfte der Fälle echte Diphtheriebacillen nachweisen, ohne daß ein diphtherischer Prozeß entsteht (HERRMANN). Bei der Appendicitis werden ausschließlich Keime gefunden, die auch im gesunden Wurmfortsatz vorkommen. Die Blase kann sich jahrelang reaktionslos verhalten gegenüber dauernd in sie hineinfließendem erregerhaltigen Pyelitiseiter. Colibacillen kommen bei gesunden Schwangeren im Nierenbecken absolut reaktionslos vor, in anderen Fällen führen sie zu schweren lokalen und allgemeinen Reaktionen (KOLB). Die Niere scheint pathogene Mikroorganismen, auch Tuberkelbacillen, durchzulassen, ohne zu erkranken (BREU). Pyokokken, Gasödemerreger und selbst pathogene Milzbrandbacillen hat man aus dem Blute *gesunder* Menschen gezüchtet (SCHRADER, PETZELT).

Mit der Feststellung von bestimmten Bakterien oder der Abschätzung der Infektionsdosis allein kommt man der Frage des chirurgischen Infektes nicht entscheidend näher. Wir wünschen eine Erklärung für die enorme Differenz zwischen latent infizierten gesunden Menschen und den an infektiösen Prozessen erkrankten. Wir fragen: Wie wird das Gleichgewicht zwischen Erreger und Organismus gestört beim Entstehen der Krankheit? Die nur an einigen Beispielen dargestellte latente Infektion scheint mir ein wesentlicher Ausgangspunkt für das grundsätzliche Verständnis der hier interessierenden Infektionsprobleme. Die enorme Variabilität in der Anfälligkeit und im Verlauf der Krankheit kann durch Unterschiede in der Exposition nicht allgemein erklärt werden. Es ist auch nichts darüber bekannt, wie die Erreger für sich ihre krankmachenden Eigenschaften, etwa Eindringvermögen oder Giftproduktion, ihre Virulenz, sprungweise beim selben Menschen ändern, wenn aus der latenten Infektion eine Krankheit entsteht. Das *Anpassungsverhältnis* zwischen Erreger und Organismus ändert sich. Hierbei sind Modifikationen des Erregers bei diesem Wechsel vorerst nicht analysierbar. Änderungen im Infektionsterrain, dem Organismus, scheinen dagegen eher zu fassen.

Nach der Entdeckung der pathogenen Mikroorganismen hat man festgestellt, daß viele Erreger beim Eindringen in den Organismus eine „*spezifische Immunität*" hervorrufen. Es wird ein Schutzzustand erworben durch eine bestimmte Infektion. Dieser Schutz ist spezifisch eingestellt und beschränkt auf die Erregerart der ersten Infektion. In der *Bakteriologie* hat diese spezifische Immunität immer besonders interessiert. Man stellte als ihr Korrelat in vitro demonstrabile „*spezifische Immunstoffe*", Agglutinine, Präcipitine u. a. fest. In der *Klinik* zeigt sich der Nachweis spezifischer Immunkörper für die *Diagnose* einzelner Krankheiten als wertvoll. Die passive Übertragung solcher Stoffe benutzen wir erfolgreich als „*spezifische Therapie*". Für die Erklärung der individuellen Anfälligkeit und des individuellen Verlaufes der meisten hier interessierenden Infektionsprozesse hat die Feststellung und quantitative Erfassung spezifischer in vitro demonstrabiler Immunitätsreaktionen keine Bedeutung.

Die „*Normalantikörper*", z. B. Opsonine, und auch die „*spezifischen Immunstoffe*", z. B. Agglutinine, eines fraglichen Patientenserums zeigen bei den uns vor allem interessierenden „pyogenen Infekten", aber auch bei der Appendicitis, Cholecystitis, Pyelitis u. a. *keine gesetzmäßigen Beziehungen* zur Anfälligkeit oder zum Verlauf der Krankheit (ROST, LÖHR, TACHAU, KUNTZEN, TASIANI u. a.). Auch das Verhältnis des Organismus zu den giftbildenden Erregern, z. B. Tetanus oder Gasödem, ist durch humorale, faßbare Antitoxine nicht immer allein erklärbar und abzuschätzen. Trotz Vorhandensein von Antitoxin im Serum kann es zur Tetanuserkrankung kommen (VISCONTI). Es gibt außerdem einen von der spezifischen Immunität ganz verschiedenen Schutzzustand gegenüber Tetanus- oder Gasödemerregern, der mit Antikörpern nichts zu tun hat (s. Kapitel Erbe). Die Individualdisposition bei Infektionsprozessen in der Chirurgie ist in einer Besonderheit der Säfte im allgemeinen nicht erfaßbar.

Wenn wir nach den Ergebnissen der experimentellen Infektionslehre wohl annehmen müssen, daß spezifische Immunitätsreaktionen für die Gestaltung auch der Infektionsprozesse in der Chirurgie eine Rolle spielen, so ist doch festzustellen: Das, was wir bei diesen Prozessen am Menschen als spezifische Immunität messen können, steht mit der individuellen Reaktionsweise sehr oft nicht in Parallelität.

Wir wünschen eine Erklärung für den Wechsel in der Empfänglichkeit zu Infektionsprozessen und für das immer verschiedene Bild derselben Infektionskrankheit bei jedem anderen Einzelfall. Es wurde auf die begrenzte Bedeutung von Erregervirulenz, Exposition und spezifischer Immunität für diese wechselnde Disposition hingewiesen. Alle von der Bakteriologie in ihrer Wichtigkeit hervorgehobenen und eingehend studierten *spezifischen* Faktoren im Infektionsgeschehen sollen in dieser Arbeit zurücktreten.

Unser Thema sei das natürliche Anpassungsverhältnis zwischen Erreger und Organismus, die *unspezifische Resistenz* und *Disposition*. Diese sind schon definiert vor dem Entstehen einer Infektion. Sie bewähren sich nicht nur beim Krankwerden, sondern auch beim Gesunderhalten. Gerade das Gesundbleiben trotz Erreger verdient unsere besondere Beachtung. Ein infektiöser Reiz führt ja unendlich häufiger als zur Krankheit ohne Reaktion zu einer einfachen Abweisung des Erregers. Was ist nun diese unspezifische Resistenz und Disposition? Das ist in einem Satze schwer zu sagen. Die Resistenz ist nicht zu identifizieren mit der spezifischen Immunität. Die Summe aller Faktoren, die die individuelle Empfänglichkeit und den individuellen Verlauf eines Infektionsprozesses bedingen, kann man als unspezifische Resistenz oder Disposition bezeichnen. „Das Individuelle jedes Krankseins ist gegeben durch die besonderen *Bedingungen*, unter denen sich das Leben jedes einzelnen Menschen abspielt" (KREHL). So können wir auch bei Infektionsprozessen eine Reihe von Bedingungen abgrenzen, mit denen regelmäßig charakteristische Veränderungen der natürlichen Resistenz und Disposition einhergehen, Lebensalter, Nervenstatus, Hormonlage, Ernährung und Stoffwechsel. Hierbei kommt es nicht auf *einen* bestimmten ursächlichen Faktor, z. B. den Erreger, sondern immer auf eine bestimmte Konstellation verschiedener Faktoren in einem gegebenen Augenblick an, „*Konstellationspathologie*" (TENDELOO). Der *Mechanismus* des veränderten Angepaßtseins zwischen Erreger und Organismus unter diesen Einflüssen bleibt uns hierbei oft vollkommen unklar. Zwei so hervorragende Kenner des funktionellen Geschehens bei Infektionskrankheiten, wie H. SCHMIDT und R. DOERR, sagen: „Die Ursachen der natürlichen Resistenz sind kaum bekannt." Wenn wir so auch durch Feststellung der verschiedenen Krankheitsbedingungen über die Gründe des veränderten Angepaßtseins zwischen Erreger und Organismus noch nichts aussagen, so können wir doch in der Korrelation des Infektionsprozesses zu allgemeinen Lebensordnungen das Einmalige erfahren. Wir erkennen die „individuelle Besonderheit" als „besondere Gesetzmäßigkeit" (v. WEIZSÄCKER).

Man könnte auch die besondere klimatische und soziale *Umwelt* zur Bestimmung der Situation des Einzelfalles mit heranziehen. Für die den Chirurgen interessierenden Infektionsprozesse sind außer bei der Tuberkulose darauf zielende Beobachtungen bisher so dürftig, daß dieser Punkt ganz weggelassen wird. Über die bisherigen Ergebnisse findet sich das meiste bei SCHIFF, DE RUDDER, MAURER, JÁKI.

In einer allgemeinen Untersuchung zur Individualpathologie, „Individualität und Subjektivität" zeigt VON WEIZSÄCKER, daß wir das „Individuelle" des einzelnen Krankheitsfalles wohl treffen können, wie oben gezeigt wurde, in der Überlagerung zweier oder mehrerer allgemeiner Gesetzmäßigkeiten. „*Die Individualität*", das Subjekt selbst, bezeichnet aber eine zentrale, einmalige, ereignishafte Einheit, die wir so nicht erreichen. Diese wird uns aber deutlich in der *psychischen* Beeinflussung von Körperfunktionen, von organischen Krankheiten und auch von Infektionsprozessen (s. Kapitel „Nerven und Psyche"). Der Individualität selbst nähern wir uns auch in der Umgrenzung eines *Konstitutionstypus*, jener einem bestimmten Individuum eigentümlichen, konstanten Gesamtverfassung (z. B. „reizbare Konstitution"). Die charakteristisch angelegte Konstitution einer Person bestimmt entscheidend die Richtung des Infektionsprozesses (s. Kapitel „Konstitution"). Das Subjekt selbst, und nicht nur eine momentane Konstellation, tritt uns entgegen auch in der *erbmäßig* festgelegten Reaktionsweise, z. B. der Speziesdisposition und in der *Disposition* und *Resistenz einzelner Gewebe* und *Organe* (s. spezielle Kapitel).

Wie im Einzelfall ein Infektionsprozeß abläuft, und ob er überhaupt eintritt, hängt weiter davon ab, was im Organismus oder Gewebe früher vorgegangen ist, vom Erregungs- und Tätigkeitszustand ganz allgemein, vom „*Ausgangswert*" (WILDER). Hier brauchen nicht immer spezifische Immunitätsänderungen vorzuliegen. Es werden in dieser Untersuchung besonders *unspezifische Umstimmungen* der Reaktibilität hervorgehoben (s. Kapitel „Pathergie", „Mischinfektion, Sekundärinfektion, Zweiterkrankung").

Es werden in dieser Arbeit „chirurgische Infektionsprozesse" besprochen. Darunter werden die in der Regel örtlich begrenzten Krankheiten im Fachgebiet der Chirurgie verstanden, bei denen Infektionserreger eine notwendige Mitbedingung sind. Die Gliederung des Stoffes erfolgt nicht nach Erregerarten, sondern nach Krankheitseinheiten. Viele Infektionsprozesse der Chirurgie sind dadurch charakterisiert, daß dieselbe Krankheit durch verschiedene Erreger hervorgerufen werden kann.

„In den letzten Jahrzehnten stand die ärztliche Wissenschaft unter dem suggestiven Einfluß der Bakteriologie. Angesichts ihrer schöpferischen und befreienden Arbeiten kann man verstehen, wie sie zur fast ausschließlichen Grundlage unserer Vorstellungen werden mußte. Man fand für die Mehrzahl der Infektionen spezifische Erreger und glaubte, daß die Krankheit ausschließlich Folge des Eindringens der Keime in den Organismus sei. Wichtige andere Bedingungen wurden unterschätzt. . . . Mechanisch-traumatische Schädigungen (s. Kapitel „Trauma"), mit denen namentlich der Chirurg hätte rechnen müssen, verkannte man in ihrer Bedeutung. Die allgemeine Verfassung des Körpers, seine Kräfte und sein Ernährungszustand, sowie seine jeweilige seelische und nervöse Einstellung fanden mangelhafte Berücksichtigung" (SAUERBRUCH).

Es wird der Versuch unternommen, für das Gebiet der Chirurgie die Bedeutung der individuellen Konstellation bei Infektionsprozessen systematisch darzulegen. Hierbei wird nicht eine bloße summarische Zusammenfassung des mehr oder weniger feststehenden Wissensbestandes über chirurgische Infektionsprobleme vorgenommen. Mit einer gewissen Einseitigkeit werden aus dem uferlosen Stoff die Faktoren, welche den *einzelnen* Infektionsfall prägen, hervorgehoben. Ich hoffe, daß hierbei alle grundsätzlich wichtigen Verhältnisse berührt werden. Belegt werden die einzelnen Probleme durch ausgewählte Beobachtungen möglichst aus neuerer Zeit. Überall wird quellenmäßig auf eine breitere Unterlage hingewiesen. Wir können die individuelle Reaktionsweise bei chirurgischen Infektionsprozessen nur zum Teil befriedigend erklären. Diese von der Einzelperson ausgehende Untersuchung zeigt uns manches fragwürdige Problem und viele Unbekannte. Möge die Arbeit anregen zu weiteren Beobachtungen und neuen Experimenten.

Literatur.

Breu: Die Tuberkelbazillurie. Leipzig 1939.

Coenen: Med. Klin. 1940, 799, 829.

Doerr: Lehrbuch der inneren Medizin. 1942. — Z. Hyg. 119, 635 (1937).

Hermann: Dtsch. med. Wschr. 1943. 744.

Jaki: Wurmfortsatzentzündung und Witterung. Leipzig 1943.

Kindler: Zit. nach Hegler, Handbuch der inneren Medizin, Bd. 1, S. 200. 1934. — Kolb: Zbl. Gynäk. 1944, 199. — Krehl: Pathologische Physiologie. Leipzig 1918. — Kuntzen: Arch. klin. Chir. 138, 108 (1925).

Löhr: Arch. klin. Chir. 146, 312 (1912).

Maurer: Wetter und Jahreszeiten in der Chirurgie. Stuttgart 1938.

Petzelt: Med. Welt 1934, 1755.

Rost: Dtsch. Z. Chir. 126, 320 (1914). — de Rudder: Meteorobiologie. Berlin 1938.

Sauerbruch: Münch. med. Wschr. 1924, 1299. — Schiff: Biologie der Person, Bd. 1, S. 595. Berlin 1926. — Schmidt, H.: Grundlagen der spezifischen Therapie. Berlin 1940. — Schrader: Dtsch. med. Wschr. 1939, 920. -

Tachau: Handbuch der Haut- und Geschlechtskrankheiten, Bd. 9/II, S. 263. 1934. — Tasiani: Ref. Z.org. Chir. 42, 785 (1928). — Tendeloo: Allgemeine Pathologie. Berlin 1919.

Walters: Ann. Surg. 112, 271 (1940). — Weizsäcker, v.: Individualpathologie. Jena 1939. — Wilder: Zit. nach Zipf, Klin. Wschr. 1947, 545.

2. Konstitution.

Unter „*Konstitution*" wird die einem bestimmten Organismus eigentümliche Gesamtverfassung verstanden, die seine Reaktionsweise bei endogenen Einflüssen und gegen exogene Reize bestimmt. Die Konstitutionsforschung betont, daß die Beschaffenheit des Körpers als Ganzes einen wesentlichen Einfluß auf die jeweilige Gestaltung eines Krankheitsvorganges, in unserem Falle eines Infektionsprozesses nimmt, und daß man diese Gesamteinstellung des Organismus als Ganzes wissenschaftlich erfassen kann ohne Auflösung in Einzelfaktoren. Die Vorstellung, daß der Allgemeinzustand das Maß und die Art von Abwehrreaktionen im Einzelfalle entscheidend beeinflussen kann, möchte fast selbstverständlich erscheinen. Der Konstitutionsgedanke ist medizingeschichtlich uralt. Er trat bei den Infektionskrankheiten in den Hintergrund, als die klassische Bakteriologie uns plötzlich einzigartig neue spezifische Krankheitsursachen, die pathogenen Bakterien, entdeckte, die oft als *die für sich allein hinreichende* Krankheits*ursache* und nicht als *eine unter vielen* Krankheits*bedingungen* angesehen wurden.

Die „Konstitution" können wir auffassen als die dauernd mit vielen endogenen und exogenen Einflüssen wechselnde *momentane* innere Situation des Individuums. Diese in jedem Einzelfalle andere Gesamtverfassung und ihre verschiedenartige Ausprägung bei Infektionsprozessen wird in den folgenden Kapiteln, „Lebensalter", „Hormone", „Nerven und Psyche", „Ernährung und Stoffwechsel", berührt. Eine solche mit jedem Individuum und in jedem Augenblick wechselnde Anordnung der Körperorganisation bezeichnen wir als *Individualkonstitution*.

Noch auf einem ganz anderen Wege sucht die Konstitutionsforschung den Allgemeinzustand des Organismus wissenschaftlich festzuhalten. Es lassen sich besondere Menschenkreise mit *typischen* anatomischen und physiologischen Eigenschaften abgrenzen, die erfahrungsgemäß zu bestimmten Reaktionsweisen und gehäuft zu bestimmten Krankheiten neigen. Solche charakteristischen Merkmale bilden einen *Konstitutionstyp*. Dieser wechselt nicht schnell unter den verschiedensten Lebenseinflüssen wie die Individualkonstitution. Er ist wesentlich erbmäßig bestimmt und wird durch Umwelteinflüsse nur schwer umgeformt. Man hat sehr viele solche Konstitutionstypen aufgestellt, Pykniker und Astheniker, Sympatikotone und Vagotone, Thyreotiker und Tetaniker u. a. m. „Man sucht die Vielfältigkeit menschlicher Reaktionsweisen einzufangen durch die Aufstellung polar ausgerichteter Klassen" (CURTIUS). Der Konstitutionstypus und nicht die Individualkonstitution sei das Thema des folgenden Kapitels.

Neben vorwiegend *morphologischen* Konstitutionsbegrenzungen (STILLER, KRETSCHMER u. a.) stehen *funktionelle* Fassungen des Begriffes (V. PFAUNDLER, CZERNY, BERGMANN, KLARE u. a.). Die *einzelnen Disziplinen* der Medizin stellten nach verschiedenen Einteilungsprinzipien *ihren Konstitutionstyp* auf, wie es die besondere Krankheitsforschung ihres Faches erforderte. Zum Beispiel KRETSCHMERs „Pykniker" und „Astheniker" mit bestimmten Beziehungen zu besonderen Psychosen, die Abgrenzung des „vegetativ Stigmatisierten" BERGMANNs in der inneren Medizin und die „exsudative Diathese" CZERNYs der Kinderheilkunde. Die manchmal versuchte Übertragung des für *ein* Fach fruchtbaren Konstitutionstyps auf ein *anderes* Fach ist nicht ohne weiteres möglich, da die Krankheitseinheiten in den einzelnen Fächern und somit auch die konstitutionellen Krankheitsneigungen oft gar nicht vergleichbar sind. HUECKs und EMMERICHs Versuch einer Anwendung der KRETSCHMER-Typen mit sicheren Beziehungen zu Psychosen auf chirurgisches Krankenmaterial war deswegen auch gänzlich ergebnislos. Es ist selbstverständlich, daß in der Frage der „Ätiologie", der als wichtigst angesehenen Krankheitsbedingung, ein Bakteriologe leicht anders urteilt als ein Kliniker. Die „Konstitution" wurde dementsprechend immer besonders von der Klinik und pathologischen Anatomie und kaum von der Bakteriologie und experimentellen Infektionslehre erforscht und in ihrer Wichtigkeit für die Resistenz und Disposition betont.

Es sind bei vielen Konstitutionstypen irgendwelche Zusammenhänge mit dem Infektionsgeschehen vermutet. Als gesichert kann heute gelten die *Bedeutung der* sog. *lymphatischen* oder *exsudativen* oder *reizbaren Konstitution* für die Entwicklung und den Ablauf bei Infektionsprozessen. An den eingehender untersuchten Beziehungen dieses Typus zu den Infektionskrankheiten der inneren Medizin und Kinderheilkunde sei seine Wichtigkeit *für die allgemeine Infektionslehre* demonstriert. Nach v. PFAUNDLER und CZERNY ist die lymphatisch-exsudative Konstitution charakterisiert durch eine auffällige Neigung zu einem *Block von Krankheiten*, Katarrhen, vasoneurotischen Störungen, Allergosen, Neuropathien und Lymphgewebsschwellungen. Es finden sich hierbei in *familiärer Häufung* Asthma, Neuralgien, Arthritiden, Arthrosen, Konkrementbildungen, fibroplastische Polyserositis u. a. m. Bei einem Menschen stehen mehr diese, bei anderen jene Krankheiten im Vordergrund und können sich gegenseitig nach Lebensaltern ablösen. Die Hyperplasie des lymphatischen Apparates ist dabei nur *ein* Leitsymptom dieser Konstitution unter anderen Merkmalen. Ob das vermehrte Lymphgewebe Gestaltungsfaktor oder erst Folge bestimmter Krankheiten ist, scheint dabei unentschieden (SCHWARZ). Das gemeinsame Band dieser verschiedenartigen Einzelbereitschaften wurde in einer herabgesetzten *Reizschwelle* des Organismus gesehen (BORCHARDT). Der Hauptsitz der für diese Konstitutionsgruppe charakteristischen Erscheinungen sind die *Mesenchymabkömmlinge*. Es liegt eine zentrale Störung des mittleren Keimblattes vor, die sich durch eine besondere Reizbarkeit und Abnutzbarkeit des hiervon abstammenden Gewebssystems auszeichnet. Deswegen sprechen KLARE, BORCHARDT u. a. auch von einer *„reizbaren Konstitution"*. Die Zusammengehörigkeit der so verschiedenartigen Merkmale dieser Körperverfassung wird durch die sicher bewiesene *Erblichkeit* der Anlage dargetan (v. PFAUNDLER, HANHART). Als *histologisches* Substrat der reizbaren Konstitution fand HUECK beim Arthritiker als Beispiel das Bindegewebe besonders engmaschig und reich an elastischen Fasern.

Die reizbare, lymphatische, exsudative Konstitution ist vorläufig ein im wesentlichen nur klinisch definierter Begriff. Eingehendere anatomische und physiologische Befunde fehlen. KLARE hat ein *Konstitutionsschema* zur genaueren Erfassung dieser Konstitution ausgearbeitet, das aber auch die ärztliche, klinische Beurteilung als oberstes Kriterium nimmt und kein ziffernmäßig exaktes Festlegen erlaubt.

Der Lymphatiker verhält sich gegen Infektionen different im Vergleich zu den sonst allgemein gültigen Regeln. HART hat eingehender hierzu referiert. Er zitiert eine Großzahl von Arbeiten aus dem Schrifttum vor 1920 mit besonderer Krankheitsneigung des Lymphatikers für Meningitis, Poliomyelitis, Encephalitis, Scharlach, Angina, Bronchitis, Grippe, Paratyphus u. a. Alle diese Beobachtungen lassen noch keine sicheren Schlußfolgerungen zu über feste Beziehungen zwischen Lymphatismus und der Reaktionsweise bei Infektionskrankheiten. Sie geben keine Entscheidung, ob der Lymphatiker gesetzmäßig eine vermehrte oder verminderte Erkrankungsneigung zeigt, und ob er zu einem gutartigeren oder bösartigeren Verlauf der Infektion disponiert.

Von der *Kinderheilkunde* wurde gut dokumentiert darauf hingewiesen, daß exsudativ lymphatische Kinder allgemein eine geringe Infektionsresistenz zeigen (BESSAU). Sie sind für Scharlach und Diphtherie erhöht anfällig (ROMINGER, BÖHNING u. a.). Beide Krankheiten verlaufen bei diesem Typus oft bösartig (CZERNY, STIEGLER).

Besonders fruchtbar für alle Fragen über Konstitution und Infektion waren Untersuchungen über die Bedeutung eines Konstitutionstypus bei der *Tuberkulose.* Schon früher ist der Zusammenhang der exsudativen Diathese zur gutartigen Drüsentuberkulose, Skrofulose, beachtet worden (CZERNY, MORO und KELLER).

Den Zusammenhang der genannten Konstitution mit der Tuberkulose hat KLARE in großen Untersuchungsreihen sicherer nachgewiesen. Seine Arbeiten sind von grundsätzlicher Bedeutung für die Frage Konstitution und Infektion überhaupt. KLAREs Ergebnisse wurden von anderen Autoren in Deutschland und in Japan bestätigt (ICKERT). Die Tuberkulose scheint für die Beurteilung, ob sich überhaupt bei bestimmten Konstitutionstypen ein Einfluß auf die Infektionsdisposition nachweisen läßt, besonders geeignet. Wir haben bei ihr in der menschlichen Pathologie große Krankheitsreihen vor uns, und die Tuberkulose ist wohl die klinisch, anatomisch und bakteriologisch best erforschte Infektionskrankheit überhaupt.

Es sei hier ausdrücklich bemerkt, daß sich der Einfluß irgendeiner nur anatomisch begrenzten Konstitution etwa im Sinne eines morphologisch definierten Habitus asthenicus (STILLER) auf die Tuberkulose nicht hat halten lassen (KLARE, CURTIUS, HANHART u. a.).

KLARE weist darauf hin, daß bei sonst gleicher Kondition und Exposition nicht alle Menschen der Tuberkulose gegenüber „normal konstituiert" sind. Er zitiert hierzu Beobachtungen von BRAEUNING. Dieser hat durch genaue Verfolgung des Entwicklungsganges von Lungentuberkulosen beim Menschen festgestellt, daß bei dieser Krankheit grundsätzlich drei Gruppen von Patienten unterschieden werden müssen. Grob schematisiert umfaßt die erste Gruppe die Spontanheilungen; die Krankheit verläuft „schicksalsgemäß" günstig auch ohne besondere Heilmaßnahmen. Die zweite Gruppe umfaßt die von vornherein ungünstigen Tuberkuloseformen mit bösartigem Krankheitsverlauf trotz aller Therapie. Nur der Heilverlauf einer dritten Gruppe kann durch therapeutisches Handeln wesentlich beeinflußt werden. Gesetzmäßig zeigen nun Menschen mit einer *exsudativ-lymphatischen* Konstitution meist einen *gutartigen* Verlauf ihrer Tuberkulose. Auch die Spätergebnisse 5—20 Jahre nach Heilstättenaufenthalt sprechen klar für die in der Regel günstige Prognose der Tuberkulose beim Lymphatiker.

Wenn wir die ausschlaggebende Wirkung einer wohl bestimmten allgemeinen Körperverfassung, der reizbaren lymphatischen Konstitution, für die Reaktionsweise bei einzelnen Infektionen, Diphtherie, Scharlach und Tuberkulose feststellen, dann hat das grundsätzliche Bedeutung. Die Ähnlichkeit der Abwehrreaktionen des Organismus bei allen Infektionsprozessen legt dann eine Bedeutung dieses Konstitutionstyps auch bei anderen Infektionskrankheiten nahe.

In der Einleitung wurde betont, wie gerade für die meisten Infektionsprozesse der Chirurgie der individuelle Krankheitsbefall und Verlauf durch Unterschiede in der Keimexposition nicht erklärbar ist. Die Variabilität in der Infizierbarkeit ist in der Chirurgie nach unseren bisherigen Kenntnissen auch durch Verschiedenheiten im Bestand irgendwelcher serologisch faßbarer Immunkörper nicht befriedigend zu deuten. Wir müssen daher mit besonderem Nachdruck nach Faktoren der natürlichen Disposition und Resistenz forschen. Hierzu gehört auch die Frage: Lassen sich Konstitutionstypen erkennen, die eine ähnliche Bedeutung haben wie etwa die „reizbare, lymphatische, exsudative" Konstitution für den Verlauf der Tuberkulose? Eine systematische Untersuchung des Zusammenhanges zwischen **Konstitution** und **chirurgischen Infektionsprozessen** fehlt bisher. Es lassen sich eine Reihe Einzelbeobachtungen zusammentragen, die keineswegs ein

abschließendes Urteil erlauben und die sich mit den eingehenden
Untersuchungen der Tuberkuloseforschung und der Kinderheilkunde
zu diesem Problem gar nicht vergleichen lassen.

Die Bedeutung *anatomisch-morphologischer Konstitutionstypen*
für Infektionsprozesse in der Chirurgie ist bisher unbewiesen und wenig
wahrscheinlich. HUECK und EMMERICH versuchten eine Anwendung
von KRETSCHMERs, für die Psychiatrie wertvollen Konstitutionstypen auf chirurgisches Patientenmaterial. Sie stellten die Häufigkeit
der „chirurgischen Tuberkulose“, Cholecystitis, Appendicitis und
Pyelitis bei Asthenikern, Athletikern und Pyknikern fest. Ihre Ergebnisse sind ganz uncharakteristisch. Nach LEHMANN disponiert der
Astheniker für Tuberkulose, er ist resistent gegen sonstige Infekte, auch
gegen postoperative Pneumonie. Der Pykniker soll widerstandsfähiger
gegen die Tuberkulose sein, häufig dagegen zur Peritonitis nach Laparotomie und zur Cholecystitis neigen. Der Verfasser bietet außer seinem
Urteil keine weiteren Beweise für diese Ansichten. MANNINGER fand
unter den Cholecystitisfällen den größten Teil der kranken Frauen vom
asthenischen Typ. Unter den Männern war angeblich kein Astheniker.
VOGLER versuchte die Abgrenzung eines „Status asthenicus adiposus“,
der bei Frauen vorkommen und charakterisiert sein soll durch unter-
setzten Rumpf, kurze Glieder und starkes Fettpolster. Dieser Typus
soll neigen zu Thrombosen, Hernien, Ulcus cruris, chronischen Gelenk-
leiden und postoperativer Pneumonie. Diese Kranken sollen häufiger
Infektionen bei aseptischen Laparotomien zeigen. Es ist naheliegend,
derartige vermehrte Eiterungen auf die besonderen Bedingungen bei
der Adaptation und Ernährung des dicken Unterhautzellgewebes
und nicht auf eine allgemeine Infektionsdisposition zurückzuführen.
Alle oben erwähnten Arbeiten beweisen nicht eine feste Beziehung
anatomisch-morphologisch definierter Konstitutionstypen zur Reaktionsweise bei chirurgischen Infektionsprozessen.

Es ist die sichere Beziehung eines anderen Konstitutionstypus, der
„Asthenie“, zu chirurgischen Erkrankungen (nicht infektiösen) seit
langem bekannt (TUFFIER 1894, VOGEL 1905). STILLER hat das klinische
Bild dieser Konstitution eingehend beschrieben. K. H. BAUER hat
die Asthenie als eine sicher *erblich* bedingte zentrale *Funktions*störung
des Mesenchyms klar herausgearbeitet und ihre allgemeine Bedeutung
für die Chirurgie gezeigt. Bei der Asthenie besteht eine Störung der
Mesodermabkömmlinge im ganzen Körper. Schon beim Embryo ist
diese Störung durch eine besondere Weitmaschigkeit des mesenchymalen
Gewebes *histologisch* erkannt (HUECK). *Klinisch* wirkt sich die Asthenie
an allen Mesodermabkömmlingen aus. Sie ist charakterisiert durch eine
Häufung von Hernien, Prolapsen, Kyphoskoliosen, unterentwickelter
Muskulatur, grazilem Knochenbau usw.

Die „Asthenie" erscheint als ein Gegenstück der „reizbaren Konstitution". Beide haben gemeinsam eine erbliche, zentrale Störung der mesodermalen Gewebe. Die Asthenie im Sinne einer Unter-, die reizbare Konstitution im Sinne einer Überfunktion. Eine systematische Bearbeitung unserer bisherigen Kenntnisse von der Bedeutung des „Bindegewebes" bei diesen gegensätzlichen Konstitutionstypen findet sich bei STANDENATH. Physiologische und experimentelle Untersuchungen zur Erfassung der *funktionellen* Seite dieser Veränderungen des Mesoderms bei Asthenikern und Lymphatikern besonders im Hinblick auf die Infektbegegnungen fehlen bisher vollkommen.

Oben wurde darauf hingewiesen, daß bedeutende Tuberkulose- und Konstitutionsforscher heute die seit langem vermutete Bedeutung der Asthenie im Sinne einer Tuberkulosedisposition für nicht bewiesen halten, obgleich die tägliche ärztliche Erfahrung zu dieser Ansicht führen könnte (KLARE, CURTIUS, HANHART). Der Habitus asthenicus bei der Tuberkulose wird als Folge und nicht als Gestaltungsfaktor der Krankheit angesehen. Der BIER-Schüler VOGEL untersuchte eingehend 608 Astheniker. Er stellte vielfältige statisch-mechanische Folgen der Bindegewebsschwäche, Ptosen, Hernien usw. fest. Er berichtet nichts über Beziehungen zur Infektionsanfälligkeit. Besonderheiten in der Disposition des Asthenikers bei Infektionen sieht HART durch *mechanische* Folgen der Asthenie bedingt, so die mögliche Anfälligkeit zur Tuberkulose durch eine besondere Thoraxform, die Neigung zum Kreislaufversagen bei akuten Infekten durch eine hypoplastische Aorta, die angebliche Resistenz gegen Appendicitis durch eine weite Trichterform des Wurmes, die Kotstauungen vermeidet.

K. H. BAUER betont, daß die Asthenie nicht nur in einem äußerlichen Habitus (STILLER) und an bestimmten Krankheitshäufungen erkenntlich ist. Er beweist bei der Asthenie die erblich bedingte allgemeine *Funktions*schwäche des Mesenchyms und deduziert hieraus die Infektanfälligkeit. Beim minderwertigen Mesenchym ist nach BAUER auch die Infektabwehr betroffen. Er weist darauf hin, daß z. B. bei der Wundinfektion die Heilung weitgehend das Werk der Bindegewebselemente ist, und daß auch die beim Infektionsgeschehen entscheidenden Leukocyten und das Retikuloendothel als Abkömmlinge des Mesenchyms aufzufassen sind. BAUER fordert auf zu Untersuchungen über die Infektionsdisposition bei erblichen Systemerkrankungen im Sinne einer Asthenie. Als eine funktionell bedingte allgemeine Infektanfälligkeit des Asthenikers im Sinne BAUERs läßt sich meines Erachtens eine Beobachtung von CURTIUS verwerten, der bei einer Patientin mit extremer systematisierter Bindegewebsschwäche eine auffällige Infektanfälligkeit feststellte. CURTIUS veröffentlichte die Analyse der Gesamtkonstitution einer Frau mit doppelseitigem

Keratoconus, frühzeitigem Haarergrauen, starker Fingerüberstreckbar-
keit und angiospastischer Diathese. Diese Störung mesodermaler
Gewebe war gekoppelt mit einer ganz auffallenden Infektanfälligkeit
in der Vorgeschichte. Als Kind Keuchhusten, 4—10jährig häufig
Anginen und Otitis media, 14—17jährig Lungenerkrankungen mit
anschließenden Liegekuren, 18jährig Appendektomie mit $^{1}/_{2}$jähriger
Rekonvaleszenz, 23jährig Stirn- und Nebenhöhlenoperation. BAUERs
wichtige Anregung sollte zur weiteren klinischen Beobachtung bei entsprechenden Patienten Anlaß sein.

Eine Reihe anderer Versuche zur Abgrenzung von Konstitutionstypen bei *chirurgischen Infektionsprozessen* lassen sich dem Komplex
der *„reizbaren Konstitution"* zuordnen. Oben wurde auf die Bedeutung
dieses Typus bei der Tuberkulose, der Diphtherie und dem Scharlach
hingewiesen. PAYR hat bei seinen Arbeiten zur Konstitutionspathologie
in der Chirurgie auch die Frage Konstitution und Infekt berührt. Er
trennt bei seinen Untersuchungen Asthenie und Lymphatismus begriff-
lich nicht scharf als gegensätzliche, zentral bedingte Störungen des
Mesenchyms. Es ist aber kein Zweifel, daß PAYR bei einem Teil seiner
Beobachtungen die *„reizbare Konstitution"* meint. Er fand, daß bei
lokalen Infekten die vermehrte Neigung bestimmter Patienten zur
Bindegewebsbildung und Abkapselung günstig ist, und daß bei ihnen
hyperplastische Lymphapparate „als mechanische Filter erhöhten
Infektionsschutz bei pyogenen Infekten" bieten. Bei allen pyogenen
und ulcerösen Erkrankungen derartiger Individuen ist nach ihm die
gewebliche Abwehrreaktion verstärkt. Die Neigung des Lymphatikers
zur bösartigen Appendicitis und zur Osteomyelitis fand PAYR gering.
Beim Lymphatiker heilten große Operationswunden besonders oft ohne
infektiöse Komplikationen. Die freie Perforation der Appendix, der
Gallenblase oder des Magens kam beim Lymphatiker seltener vor,
und es bestand eine auffällige Neigung zu entzündlichen Konglomerat-
tumoren. PAYR gibt keine exakte Konstitutionsanalyse im Sinne
KLAREs, er berichtet aus seiner großen klinischen Erfahrung. Seine
Beobachtungen sind aus dem oben entwickelten Begriff der reizbaren
Konstitution mit ihrer besonderen Neigung zu entzündlichen Gewebs-
reaktionen und Zellproliferationen sehr verständlich.

Eine Häufung der *Appendicitis* bei der reizbaren lymphatischen
Konstitution betonen COMBY, WEICHSELBAUM, MILOSLAVICH, LIEB-
LEIN, PRIBRAM, LANZ, BAUER jr. und CSEREY-PECHÁNY. KRAUS
glaubt, daß von allen Konstitutionstypen der exsudativ-lymphatische
am bestimmtesten eine Rolle bei der Appendicitis spielt. Der Franzose
DIEULAFOY zählt die Appendicitis zum Arthritismus, der in den Kreis
der reizbaren Konstitution gehört. Auch ASCHOFF hat wiederholt auf
die Geneigtheit des Wurmfortsatzes mit stark entwickeltem lympha-

tischem System zu Anfällen hingewiesen. In neuerer Zeit hat TIMMER-
MANN betont, daß die Appendix ein lymphatisches Organ ist, das allen
Schwankungen des gesamten lymphatischen Körpersystems unter-
worfen ist. Er hält eine akute Appendicitis für ausgeschlossen, wenn
an den Rachentonsillen nicht ein allgemeiner Lymphatismus abzulesen
ist. Auch SIEGERT sah appendicitische Rezidive nur bei ausgespro-
chenen Lymphatikern. Irgendein tatsächlicher Zusammenhang zwischen
Lymphatismus und Appendicitis scheint wohl zu bestehen. Es ist aber
ungeklärt, *warum* Lymphatiker besonders zur Appendicitis neigen.
Die großen Erkrankungsserien an Appendicitis geben vielleicht die
Möglichkeit, das Problem Lymphatismus/Infekt unter einer bisher
noch ausstehenden Koordinierung klinischer, anatomischer und bak-
teriologischer Befunde besser zu klären.

Eine Neigung des Status lymphaticus zur *Wundinfektion* fand
CSEREY-PECHÁNY. HIS wies auf die Häufung der *Furunkulose* bei der
reizbaren Konstitution hin. Eine besondere Gutartigkeit der *Knochen-*
und *Drüsentuberkulose* bei dieser Konstitution fanden KLEINSCHMIDT,
KLARE u. a. Daß Lymphatiker besonders oft an *Tetanus* erkranken
und häufiger einen schwereren Verlauf dieser Krankheit bieten, teilen
HEDINGER, WEICHSELBAUM und PRIBRAM mit.

Es ist nach den zitierten Beobachtungen sehr wahrscheinlich, daß die
„reizbare Konstitution" und die „Asthenie" einen Einfluß auf die
Infektionsprozesse in der Chirurgie haben. Es wird angenommen,
daß sich bei weiteren Untersuchungen eine solche Beziehung klarer und
statistisch sicherer erweisen läßt. Man müßte in größeren Reihen diese
Typen zur Wundinfektion, Appendicitis, Osteomyelitis u. a. in Verbindung setzen mit der Methode einer genaueren Konstitutionsanalyse,
wie sie z. B. die Tuberkulosekliniker speziell für die reizbare Konstitution entwickelt haben. Hierbei wäre grundsätzlich zu fragen: a) Besteht
eine erhöhte oder verringerte Erkrankungsneigung? b) Zeigt die Erkrankung eine veränderte Verlaufsform im Sinne einer Gut- oder
Bösartigkeit? Daß eine reizbare Konstitution immer eine vermehrte
Resistenz und eine Asthenie immer eine erhöhte Disposition bedingen,
kann allgemein nicht gesagt werden; wie das auch aus den Beobachtungen über die gutartige Tuberkulose und die bösartige Diphtherie- und
Scharlacherkrankung bei der reizbaren Konstitution hervorgeht.

Der Begriff der reizbaren Konstitution und Asthenie ist bisher
vor allem klinisch abgegrenzt und erbbiologisch sichergestellt. Man
kann erwarten, daß diese Begriffe einer eingehenderen experimentellen
Analyse im Belastungsversuch zugänglich sind. Besonders wertvoll
wäre eine Methodik, die es gestatten würde, die „Reizbarkeit" und die
„Asthenie" nicht nur mit ärztlichem Blick zu erfassen, sondern im
„Reizversuch" ziffernmäßig exakt festzulegen.

Für die Erforschung dieser für die Reaktionsweise bei Infektionen wichtigen Konstitutionstypen ist wichtig ihre Beziehung zu dem, was wir als *allergische* Umstimmung der Reaktibilität bezeichnen. Der reizbare Konstitutionstypus neigt ganz besonders zu allergischen Reaktionen. Bei HAAG findet sich eine systematische Untersuchung des Zusammenhangs zwischen Allergie und Konstitution. Über die Bedeutung der Allergie für die individuelle Reaktionsweise bei chirurgischen Infektionsprozessen siehe unser Kapitel „Pathergie".

Wir sehen in dem gegensätzlich koordinierten *reizbaren* und *asthenischen* Konstitutionstypus für die allgemeine und die chirurgische Infektionslehre fruchtbare Begriffe. Diese Typen lassen sich klinisch festlegen und erbbiologisch sichern. Sie sind entscheidend beteiligt an der individuellen Gestaltung der Infektionsprozesse in der Chirurgie.

Literatur.

ASCHOFF: Erg. inn. Med. 9, 1 (1912); 54, 144 (1938).

BAUER, J.: Konstitutionelle Disposition zu inneren Krankheiten. Berlin 1917. — BAUER, K. H.: In KIRSCHNER-NORDMANN, Die Chirurgie, Bd. 1. Berlin 1939. — Handbuch der Erbbiologie, Bd. 3. Berlin 1940. — BESSAU: Zit. nach CURTIUS. — BÖHNING: Diphtherie und Konstitution. Leipzig 1937. — BORCHARDT: Erg. inn. Med. 21 (1922).

COMBY: Arch. Kinderhk. 50, 133 (1909). — CSEREY-PECHÁNY: Ref. Z.org. Chir. 48, 723 (1930). — CURTIUS: Handbuch der inneren Medizin, Bd. 6/II. 1944.

HAAG: Jb. allerg. Krkh. 1 (1937). — HANHART: Handbuch der Erbbiologie, Bd. 1. 1940. — HART: Erg. Path. 20, 1 (1920). — HEDINGER: Zb. Path. 26, 15 (1915). — HIS: Zit. nach KLARE. — HUECK u. EMMERICH: Mitt. Grenzgeb. Med. u. Chir. 40, 56 (1927/28). — HUECK: Beitr. path. Anat. 66, 330 (1920).

ICKERT: Handbuch der Tuberkulose, Bd. 1. 1943.

KELLER: Zit. nach ICKERT. — KLARE: Handbuch der Tuberkulose, Bd. 1. 1943. — KRAUS: Dtsch. med. Wschr. 1908, 774.

LANZ: In WULLSTEIN-KÜTTNER, Lehrbuch der Chirurgie. Jena 1920. — LEHMANN: Münch. med. Wschr. 1934, 476. — LIEBLEIN: Wien. klin. Wschr. 1912, 560.

MANNINGER: Ref. Z.org. Chir. 44, 307 (1929). — MILOSLAVICH: Wien. klin. Wschr. 1912, 442.

PAYR: Arch. klin. Chir. 116, 614 (1921). — PFAUNDLER, v.: Handbuch der Erbbiologie, Bd. 2. 1940.

ROMINGER: Arch. Kinderhk. 89 (1930).

SCHWARZ: Erg. Path. 26, 87 (1932). — SIEGERT: Zit. nach ASCHOFF. — STANDENATH: Erg. Path. 22, 70 (1928). — STILLER: Z. Konstit.lehre 6, 48 (1920).

TUFFIER: Sem. méd. (Fr.) 1894, 285.

VOGEL, K.: Münch. med. Wschr. 1913, 851. — VOGELER: Münch. med. Wschr. 1926, 141.

WEICHSELBAUM: Verh. dtsch. path. Ges. 14 (1910).

3. Erbe.

Seit Wiederentdeckung der MENDELschen Gesetze hat sich die medizinische Forschung bemüht, bei fast allen menschlichen Krankheiten die Bedeutung irgendwelcher Erbeinflüsse festzustellen. Selbstverständlich sind alle menschlichen Eigenschaften und Krankheiten durch Erbe und Umwelt bestimmt. In der Erbpathologie versuchen wir den Grad des Erbeinflusses zu erfassen, indem wir alle Umwelteinflüsse möglichst abtrennen und sehen, wie weit bei gleicher Umwelt durch Verschiedenheiten der Erbanlagen wesentliche Änderungen bei menschlichen Erkrankungen bedingt sind. In diesem Sinne fragen wir nach Erbeinflüssen auch bei Infektionskrankheiten. Dies ist in sehr vielen Veröffentlichungen geschehen; alle diese Arbeiten versuchen dem Arzt eine Erklärung dafür zu geben, warum unter *sonst gleichen Verhältnissen* der eine Organismus an einer Infektionskrankheit erkrankt, der andere nicht, dieser gesundet, jener einen schweren Verlauf seiner Infektion zeigt. Bei den Infektionskrankheiten besteht eine grundsätzliche Schwierigkeit solcher Erbuntersuchungen darin, daß es schwer ist, die gleichen „sonstigen Verhältnisse" zur Abschätzung des wirklichen Erbeinflusses herzustellen. Denn neben Infektionsgröße (Exposition) und Erregervirulenz, neben der ganz verschieden möglichen, augenblicklichen, spezifischen Immunität, die vielleicht in einer symptomlosen oder leichten Erkrankung (stille Feiung) erreicht wurde, erkennen wir noch eine Reihe anderer wesentlicher Gestaltungsfaktoren einer Infektionskrankheit, die Reaktionslage des Nervensystems, den Hormonstatus, die Ernährung, das Lebensalter, Geschlecht usw. Das Erbe ist nur eine unter vielen Unbekannten, die wir hier erforschen und schwierig aus einem Komplex von gegenseitig abhängigen und miteinander verflochtenen Verhältnissen herauslösen müssen.

Wir stellen fest, daß die einzelnen Menschen bei Infektionskrankheiten verschiedenartige Empfänglichkeiten und Reaktionsweisen zeigen und sprechen von einer *Individualdisposition*. Wir fragen: Gibt es neben dem Einfluß oben erwähnter phänotypischer Konstellationen auf die Individualdisposition noch genotypisch verankerte Einflüsse, die uns berechtigen, dann von einer *hereditären*, spezifischen Individualdisposition bei Infektionskrankheiten zu sprechen? Ob und wie weit es überhaupt in Genveränderungen begründete Änderungen des Infektionsgeschehens gibt, ist nach unseren bisherigen Kenntnissen oft nur unklar zu beurteilen.

Als **Methoden zur Feststellung eines Erbeinflusses** dienen uns der *Tierversuch* — in dem man Erregerdisposition und Umwelteinfluß möglichst gleich wählen kann —, die *Zwillingsforschung* — bei der die Diskordanz in der Infektanfälligkeit bei eineiigen Zwillingen für

Umwelteinfluß, die Konkordanz für Erbeinfluß sprechen — und die *Familienforschung* — die den Erbgang einer hereditären Infektdisposition zeigen kann. Auch wenn man eine *Rassendisposition* für bestimmte Infektionskrankheiten nachweisen kann, müßte diese erblich bedingt sein. Eine ganz besondere Bedeutung für unser Problem hat die durch die Artzugehörigkeit festgelegte Empfänglichkeit verschiedener Tiere gegen Infektionskrankheiten, die *Speziesdisposition* (DOERR).

Diese *Speziesdisposition* wurde bisher von ärztlicher Seite wenig beachtet. Sie ist aber ganz zweifellos erblich und deswegen besonders geeignet, als Ausgangspunkt einer wissenschaftlichen Untersuchung des Problems zu dienen. Betrachten wir als Beispiel die Anfälligkeit gegen Tetanus bei verschiedenen Tierarten, dann sehen wir eine ähnliche Disposition wie beim Menschen für den spontanen Starrkrampf nur beim Pferd. Bei den anderen Tierarten kommt Tetanus gelegentlich vor in einer absteigenden Empfindlichkeit: Meerschweinchen, Kaninchen, Vögel (Gans, Taube, Huhn). Bei allen Wiederkäuern wird Tetanus selten beobachtet (FREI). Bei Meerschweinchen, Ratten und Mäusen ist über Spontanerkrankungen an Tetanus nichts bekannt. Alligator (KOZELKA) und Eidechse (SCHLOSSBERGER) sind gegen Tetanus resistent und Paramaecien nehmen ohne erkennbare Schädigungen große Mengen Tetanusbacillen auf (KOZELKA). Arten, die durch einen Erreger spontan erkranken, nennen wir „natürliche Wirte" dieses Keimes. Durch Impfungen können wir in einzelnen Fällen die Zahl dieser Wirte erhöhen. Bei Mäusen und Ratten werden z. B. spontane Tetanuserkrankungen nicht beobachtet, sie lassen sich aber durch Impfungen erzeugen. Auch die Giftwirkung des Tetanus*toxins* wechselt bei einzelnen Tierarten außerordentlich. Das Meerschweinchen ist etwa 6mal, das Pferd 12mal *mehr*, der Hund 50mal, das Kaninchen 100mal, der Igel 10000mal, das Huhn selbst 30000mal *weniger* empfindlich als die Maus (H. SCHMIDT).

Was zeigen diese Beispiele, die sich für viele Infektionskrankheiten ähnlich vermehren lassen? Es gibt ganz große Unterschiede in der Disposition einzelner Tierarten zu bestimmten Infekten; und diese Unterschiede sind sicher erbbedingt. Wir stellen natürliche Wirte fest, bei denen ein Keim sich vermehrt, als Reiz empfunden wird und krank macht. Für andere Tierspezies wirkt derselbe Keim gar nicht krankheitserregend und wird vom Organismus überhaupt nicht notiert. Wir finden ein spezifisches Wechselverhältnis zwischen Wirt und Keim, das wir nichts vorausnehmend als „Anpassung" bezeichnen. Wir sagen besser nicht, der Wiederkäuer hat eine erbliche Widerstandskraft, das Pferd eine hereditäre Anfälligkeit gegen Tetanus. Wir sprechen richtiger von einem spezifischen, erblichen Angepaßtsein eines bestimmten Keimes an einen bestimmten Organismus. Denn das für den einen Erreger nicht empfängliche Tier — für Gonorrhoe und Masern ist z. B. außer dem Menschen keine Tierart disponiert — braucht im einzelnen Fall den Keim gar nicht als Reiz zu empfinden. Seine Abwehrregulationen treten häufig überhaupt nicht in Aktion. Wir können hier also nicht von Widerstandskraft, sondern nur von spezifischem Angepaßtsein sprechen.

Mit der Feststellung dieser Tatsache ist noch nichts gesagt über die *Natur* einer solchen *erblichen Disposition*. Hierüber ist nur sehr wenig Sicheres bekannt. Diese auffälligen Speziesunterschiede sind durch irgendwelche Antikörper allgemein nicht erklärlich. Einzelne Theorien über die Ursache der Speziesdisposition beim Tetanus siehe bei H. SCHMIDT und SCHLOSSBERGER. Wenn wir die großen Unterschiede der Tierarten in ihrer Empfindlichkeit gegenüber Tetanustoxin beachten, ist als grundsätzlich wichtige Parallele hierzu auf die Speziesdisposition auch bei nicht-bakteriellen Giften hinzuweisen, die mit einem spezifischen Immunitätszustand nichts zu tun hat. Zum Beispiel rufen Terpentinölinjektionen bei Kaninchen und Meerschweinchen nur eine seröse Entzündung, bei Hunden stets eine Eiterung hervor. Silbernitrat sucht bei Kaninchen häufig keine, bei Hunden regelmäßig Abscesse. Cantharidin erzeugt bei Hühnern, Fröschen und Igeln keine Reaktion im Gegensatz zur Entzündung bei Menschen, Hunden und Kaninchen (G. ROSENOW).

Es ist möglich, daß nicht nur bei der *Entstehung* eines Infektionsprozesses, sondern auch bei der *Entwicklung* der Krankheit, der Lokalisation der Herde und der Verlaufsform im einzelnen bei den Tierarten erbbedingte, für die menschliche Infektionslehre beachtenswerte Unterschiede vorliegen. Bei der Untersuchung des Erbeinflusses bei chirurgischen Infektionsprozessen wird immer auch auf diese Fragestellung eingegangen werden, soweit verwertbare Unterlagen für derartige Untersuchungen vorhanden sind. Die vergleichende Infektionsforschung beruht oft auf sehr dürftigem Material. Spontaninfektionen im Tierreich sind exakt nur untersucht, wenn dies aus irgendwelchen wirtschaftlichen Erwägungen notwendig war. Es handelt sich dann meistens nicht um für die menschliche Pathologie interessante Fragestellungen, sondern um spezielle Tierseuchen.

Zur Diskussion einer *Rassendisposition* zu bestimmten Infekten sei auf Experimente der Botaniker verwiesen, die zeigen, daß für die Empfindlichkeit bestimmter Pflanzenrassen gegen Infektionen bestimmte einheitliche Gene existieren, und die Empfänglichkeit im Bastardierungsexperiment den MENDELschen Gesetzen gehorcht. Tierversuche an verschiedenen Mäuserassen boten ähnliche Ergebnisse. Aus beiden Beobachtungen ist zu schließen, daß auch bei menschlichen Rassen grundsätzlich eine solche erbliche Infektdisposition zu erwarten ist. Bisher sind extreme Unterschiede in der Infektanfälligkeit des Menschen, die allein auf rassischen Unterschieden beruhen, nicht sicher nachgewiesen (DOERR, LENZ u. a.). Inwieweit Rassenunterschiede in der Anfälligkeit und dem Verlauf bei chirurgischen Infekten angenommen und bei Kritik wahrscheinlich sind, wird unten behandelt.

Die Frage, ob der *einzelne Patient* in seiner Infektdisposition vom Erbgut beeinflußt wird, hat die Medizin durch sehr viele Zwillingsuntersuchungen, Familienforschungen und Tierexperimente zu beantworten versucht. Wie vorsichtig die Ergebnisse beurteilt werden müssen, beweist z. B. DOERRs Stellungnahme zur Tuberkulose, bei der von allen menschlichen Infekten noch am ehesten ein Erbeinfluß bewiesen scheint. Trotz dem gerade bei der Tuberkulose angewandten Arbeitsaufwand kann man heute nicht sagen, wodurch sich im einzelnen ein erblich tuberkulös belastetes vom nichtbelasteten Individuum unterscheidet, man erkennt keine Gesetzmäßigkeit im Erbgang der hypothetischen Tuberkuloseanfälligkeit, und bisher scheint eine Abgrenzung des Erbeinflusses gegen Umweltfaktoren nicht sicher möglich.

Es soll jetzt untersucht werden, inwieweit bei **chirurgischen Infektionsprozessen** ein **Erbeinfluß** bisher erkennbar ist. Diese Darstellung ist in vieler Hinsicht ein sehr unvollständiger Versuch. Sie kann bei unseren heutigen Kenntnissen keine abschließende Stellungnahme ergeben.

Für die den Chirurgen am meisten beschäftigende *pyogene Wundinfektion* läßt sich keinerlei Beobachtung über den Einfluß irgendwelcher Erbfaktoren beim Menschen feststellen. Es ist aber bekannt, daß z. B. unsere Laboratoriumstiere, Mäuse, Ratten und Meerschweinchen, häufig auch bei sehr unsterilem Arbeiten eine primäre Wundheilung zeigen, bei Wunden, in denen sicher eine massive Besiedlung mit „pathogenen" Keimen erfolgte. Hier liegt also im Vergleich zum Menschen eine hereditäre, artspezifische Resistenz gegen die Pyokokken der Wundinfektion vor. Hunde sind gegen Wundinfektionen sehr resistent. Abscesse sind bei ihnen durch Staphylokokken, Streptokokken, Pyocyaneus, Faeces oder Straßenschmutzinfektionen nicht zu erzielen und kommen auch nicht spontan vor (HABERLAND). In Mäuseversuchen wurde gezeigt, daß sich die Anfälligkeit gegen Staphylokokken einfach recessiv vererben kann (HAGEDORN). Graue Mäuse sollen in der Regel widerstandsfähiger gegen Streptokokkeninfekte sein als weiße (KOZELKA). Für den *Tetanus* wurde der auffällige Wechsel der Anfälligkeit bei verschiedenen Spezies oben gezeigt. Nach KOZELKA „scheint der Chinese relativ immun gegen Tetanusbacillen zu sein". Eine ähnlich bunte und bisher in den Ursachen unerklärte Variabilität der artspezifischen Infektanfälligkeit wie beim Tetanus zeigt auch der

Milzbrand. Vom Milzbrand werden weiße Mäuse und Meerschweinchen schon in kleinsten Mengen tödlich infiziert, Hunde und Ratten sind weniger, die meisten Vögel und Kaltblüter fast gar nicht empfänglich. Alle Pflanzenfresser sind leicht, Raubtiere nur mit sehr massiven Dosen zu infizieren (ZWICKY, SCHIFF). Beim Milzbrand existiert eine sichere besondere Rasseneigentümlichkeit bei den Schafen. Die algerische Schafrasse ist als einzige unempfindlich gegen Milzbrand (DOERR, KOZELKA). Für Farbunterschiede beim Menschen scheinen keine Beobachtungen beim Milzbrand vorzuliegen. Eine Zusammenstellung über die artspezifische Variabilität des *Rotlaufs* und der *Gasbranderkrankungen* findet sich bei ZWICKY. Eingehende vergleichende Untersuchungen der Gasbranderkrankung bei Mensch und Tier nach Art der Entstehung, Ansiedlungsort und pathologisch-anatomischen Veränderungen veröffentlichte FREI.

Die *Peritonitis*-Anfälligkeit der Arten ist äußerst verschieden. Mensch und Pferd sind bekanntlich sehr, die Ratten und Rinder auffällig wenig für infektiöse Bauchfellerkrankungen disponiert. Den Grund für diese Anfälligkeit hat man bei Ratten in der besonderen cytologischen Reaktion des Rattenbauchfells gesehen. Ratten haben im Bauchfellexsudat 50mal so viel Peritonealzellen als Kaninchen oder Hunde (CORVIN, RIXFORD).

Für die *Cholecystopathie* sind Infektion, Steinbildung, Gallestauung und Dyscholie (verkehrte chemische und kolloidale Zusammensetzung der Galle) als die vier wesentlichsten Faktoren erkannt (V. BERGMANN). Sie stehen in sehr wechselvoller gegenseitiger Abhängigkeit und zeitlicher Folge zueinander. Die Infektion erscheint als regelmäßigster und charakteristischer Befund dieser Entzündung der Gallenwege. Deswegen zählen wir die Cholecystitis auch zu den „Infektionsprozessen" der Chirurgie. Wir sind uns bewußt, daß hier wie bei fast allen infektiösen Prozessen der Chirurgie die Keimanwesenheit nur eine unter anderen Bedingungen ist, die erst zusammen zur Krankheit führen. Exakte Unterlagen über rassische Einflüsse auf die Gallensteinhäufigkeit sind nicht bekannt. Als sicher kann gelten, daß in Japan (2,05%) Gallensteinträger seltener sind als in Deutschland (6,94%), wobei als Ursache für den Unterschied Boden, Kalkgehalt des Wassers und Klima auszuschließen sind (LICHTWITZ). Eine familiäre Häufung von Gallensteinen wird von vielen Autoren berichtet (WEITZ). Derartige Untersuchungen entsprechen bisher nicht kritischen Anforderungen und erlauben keine sicheren Schlüsse (GUTZEIT und LEHMANN). In vielen Fällen finden sich neben Gallensteinen allergische Symptome (Migräne, Asthma, Heuschnupfen, spastische Obstipation u. a.). Die Neigung des Allergikers zu Schleimhautkatarrhen und Spasmen der glatten Muskulatur kann sich auch an den Gallenwegen äußern und die Steinbildung begünstigen. Vielleicht sind so manche Fälle der erblichen Gallensteine durch eine dominant vererbte, allergische Diathese erklärlich.

HOFBAUER und SCHMIEDEN sehen Gallensteine und Gallenblasenentzündung als eine spezifische Erkrankung der Art homo an, die sich der Mensch durch seine aufrechte Körperhaltung erworben habe. Nach HOFBAUER wird durch die aufrechte Haltung das Zwerchfell sehr viel weniger bewegt als bei Tieren, und hierdurch fehlt die hauptsächliche, treibende Kraft für den Gallenfluß. SCHMIEDEN betont dazu, daß durch die aufrechte Körperhaltung die Gallengänge sich um 90° gedreht haben und hierdurch der spitzwinklige Zusammenfluß des Ductus cysticus und hepaticus entstanden ist, was nach SCHMIEDEN unter Berücksichtigung der Lage der Nachbarorgane für Gallenstauungen disponiert. In dieser Drehung sah SCHMIEDEN das wesentlichste Dispositionsmoment zu allen Cholecystopathien des Menschen. Den Untersuchungen HOFBAUERs und SCHMIEDENs sei hinzugefügt: Gallensteine werden nur beim Menschen und bei pflanzenfressenden Haussäugetieren, am häufigsten bei Rindern, gefunden (LICHTWITZ). HOPPE bringt dies mit dem höheren Kalkstoffwechsel des Wiederkäuers in Verbindung. Bei vergleichendem Studium der Anatomie der Gallenwege der Wirbeltiere fällt auf: Bei gewissen Tieren entwickelt sich eine mächtige Gallenblase, während nahestehende Arten mit gleicher Nahrung und Lebensweise keine haben, ja selbst bei derselben Art, z. B. der Taube, kann die Gallenblase vorhanden sein oder oft fehlen. Die Ansicht, Tiere hätten Gallenwege mit einfacheren Abflußverhältnissen (HOPPE, SCHMIEDEN) und deswegen keine Gallenblasenleiden, scheint so nicht recht stichhaltig. Bei einzelnen Tieren geht z. B. der Ductus cysticus vom kranialen Teil der Gallenblase aus, und die Galle ruht wie in einem Becher, der zur Entleerung überfließen muß, oder z. B. bei der Katze macht der Cysticus in kompliziertem Verlauf nach Austritt aus der Gallenblase einen spitzwinkligen Knick und ist dann in zwei Schneckenwindungen aufgedreht, bevor er in den Choledochus einmündet.

Bei der *Cystitis* läßt sich durch vielfältige klinische und experimentelle Erfahrungen (SUTER) zeigen, daß Keimanwesenheit allein nicht zur Blasenentzündung führt. Es gibt Cystitisfälle, wo wir keinerlei lokale oder allgemeine Störungen nachweisen können, um uns diese auf einzelne Fälle beschränkte, auffällige Empfänglichkeit zu erklären. Erbuntersuchungen darüber scheinen nicht zu bestehen. Bei der *Pyelitis* sprechen Zwillingsuntersuchungen gegen eine erbliche Disposition (JENTSCH, GLATZEL). Pyelitiden werden bei den Schweinen viel häufiger als bei allen anderen Haustieren beobachtet (HENSCHEN). Die Ursache hierfür ist in den anatomischen Verhältnissen der Schweineharnblase zu sehen, die im gefüllten Zustande häufig die oft weit caudal am Blasenhals einmündenden Ureteren gegen den Schambeinast abdrückt und so leicht zu Urinstauungen führt.

Über einen Erbeinfluß bei der *Urogenitaltuberkulose* liegen nur wenige Beobachtungen vor. Wir wissen aber, daß es grundsätzlich beim Menschen eine familiäre Tuberkuloseanfälligkeit bestimmter Organe und Organsysteme gibt, z. B. der Haut, der Pleura, des Knochensystems, der Nebennieren usw. (Literatur bei DIEHL). In Zuchtexperimenten konnten bei verschiedenen Sippen derselben Spezies (Kaninchen) solche familiären Organdispositionen nachgewiesen werden. Auch die wechselnde Bereitschaft zur Nierentuberkulose bei verschiedenen Tierarten beweist die Möglichkeit einer erblichen Organdisposition. So werden beim Infektionsversuch mit Tuberkulose die Nieren beim Meerschweinchen nur wenig oder gar nicht befallen, beim Kaninchen dagegen meist schwer (BEITZKE). Über familiäres Auftreten der Nierentuberkulose beim Menschen berichtet WILDBOLZ. Er erklärt durch diese Erbdisposition auch die Bereitschaft zur Doppelseitigkeit des Prozesses. Das übereinstimmende Auftreten von Nierentuberkulose bei Zwillingen im 14. Lebensjahr beobachtete KRETSCHMER. Nach J. BAUER neigen erbbedingte Wandernieren, Dystrophien und Hypoplasien mehr zur Tuberkulose als Normalorgane.

Sehr viele Autoren haben versucht, durch Familien- und Zwillingsuntersuchungen einen Erbeinfluß bei der Entstehung der *Appendicitis* nachzuweisen. Eine familiäre Häufung stellten fest LENNANDER (1895), BRUNS, LÄWEN, HABERER u. a. Eine Reihe von Autoren fanden anatomische Besonderheiten familiärer Art, z. B. schlechte Blutversorgung durch Fehlen des Mesenteriolums, veränderten Gefäßverlauf, Abknickung des Wurmes und ähnliche Befunde, die sie als Grundlage der familiär gehäuften Appendicitis ansehen (BALOGH, COLLEY, MELCHIOR u. a.). Andere Verfasser stellten enge Beziehungen zwischen lymphatischer Diathese und Appendicitis fest (Literatur dazu s. Kapitel „Konstitution“). Von der sicher erblichen, lymphatischen Konstitution wollen sie auf die erbliche Bedingtheit der Appendicitis schließen. In einer großen Ermittlung durch Fragebogen an 661 Arztfamilien stellte WEITZ fest: Bei Gesundheit beider Eltern waren 8,8% der Kinder, bei Wurmfortsatzerkrankung eines Elternteiles waren 11,2%, bei Erkrankung beider Eltern 18,2% an Blinddarmentzündung erkrankt. Die Diagnose Appendicitis ist in dieser Statistik nicht histologisch erhärtet. Der Verdacht einer familiären Modeerkrankung liegt nahe. Nach den bisher vorliegenden größeren Zwillingsuntersuchungen von CAMMERER-SCHLEICHER und GEBBING zeigt sich die Diskordanz bei zweieiigen Zwillingen recht erheblich, die Konkordanzziffern bei eineiigen Zwillingen bleiben dagegen niedrig. LÜTH konnte durch Fragebogenuntersuchungen bei zweieiigen Zwillingen

80 Diskordante und 8 Konkordante feststellen, bei eineiigen Zwillingen 14 Konkordante und 17 Diskordante in bezug auf eine Appendicitiserkrankung. Die bisherigen Zwillingsuntersuchungen sprechen nicht für einen erheblichen Erbfaktor bei der Ätiologie der Appendicitis. Trotz sehr vielfältiger Untersuchungen ist zusammenfassend festzustellen, daß nach den bisherigen Beobachtungen irgendwelche Erbeinflüsse bei der Appendicitis möglich, aber unbewiesen sind.

Es sind interessante Beobachtungen über die Häufigkeit der *Appendicitis* in den verschiedenen Weltteilen gemacht und auf *rassische Verschiedenheiten* zurückgeführt worden. LEBZELTER und WEISCHER, PERTHES, GELINSKI u. a. (zitiert nach CHRISTELLER) berichten über die enorme Seltenheit der Appendicitis in China. WEISCHER sah unter 86000 poliklinischen Fällen in China nur 2, LEBZELTER berichtet, daß unter 2000 Operationen in Tainan keine Wurmfortsatzentzündung war. HEINE berichtet dagegen, die Appendicitis komme bei Chinesen ebenso häufig wie bei Weißen vor. An der Goldküste, in Togo und in Westafrika fand SCHMIDT-DANNERT Appendicitis nur bei Mischlingen, bei Eingeborenen zeigten sich nie eine akute Wurmfortsatzentzündung, nur Phlegmonen nach Amöbenruhr. Nach ECKHARDT ist die Appendicitis bei ostafrikanischen Negern, nach SHORT in Afrika, Asien und Polynesien sehr selten. FISCHER fand in Afghanistan keine akute Appendicitis. HÄBERLIN berichtet über Seltenheit der Appendicitis in Tibet und Sumatra. WESTENHÖFER stellte Seltenheit der Wurmfortsatzentzündung in Chile fest. Diese vielfältigen und zum Teil wohl zuverlässigen Berichte scheinen unabhängig vom Klima und der Ernährung in sehr verschiedenen Weltgegenden bei nichteuropäischen Rassen eine auffällige Seltenheit der Appendicitis zu beweisen. Gegen alleinigen Einfluß rassischer Faktoren spricht FISCHERs Beobachtung von schweren Appendicitiserkrankungen bei Afghanen, wenn sie in europäisches Milieu kamen. Im selben Sinne scheinen die Verhältnisse bei dem großen Akklimatisationsexperiment der Neger in Amerika gegen einen rassischen Einfluß verwertbar. In Amerika starben auf 1000 Personen gerechnet jährlich 12 Weiße und 11 Neger an Appendicitis (LEBZELTER). Auch in Japan und in der Türkei (MIM KEMAL) kommt die Appendicitis häufig vor. Von 1000 Todesfällen in Japan waren 2 durch Appendicitis bedingt (LEBZELTER).

Die *Speziesdisposition* bei *Appendicitis* haben CHRISTELLER und MAYER systematisch untersucht. Mit dem menschlichen Wurmfortsatz ist nach Aufbau und Form nur die Appendix des Menschenaffen vergleichbar. Bei allen anderen Säugetierwurmfortsätzen sind die Formverschiedenheiten so groß, daß vergleichend physiologische Beurteilungen von vornherein einen gemeinsamen Maßstab vermissen lassen. Der wesentliche anatomische Unterschied der Affenappendix gegenüber der des Menschen besteht in der größeren Länge und in dem korkzieherartigen Verlauf. Bei 61 sezierten Schimpansen wurde relativ häufig eine Appendicitis festgestellt, 3mal eine phlegmonös-ulceröse und 7mal eine chronisch verlaufende Form (WEINBERG). Ob auch bei wildlebenden Affen Wurmfortsatzentzündung vorkommt, scheint unbekannt. Die Entzündungsbereitschaft ist nicht darauf zurückzuführen, daß die Appendix ein „rudimentäres Organ" ist. Der Wurmfortsatz des Menschen und der Menschenaffen ist eine stammesgeschichtlich sehr junge Erwerbung. Eine ventrale Ausstülpung der Darmwand, die entwicklungsgeschichtlich dem Coecum des Menschen gleichzusetzen ist, findet sich erst bei den Säugetieren. Die lehrbuchmäßige Darstellung, daß der Blinddarm der Pflanzenfresser besonders groß sei, ist unbewiesen, und ebenso, daß die Appendix ein Rudiment dieses Pflanzenfresserblinddarms sein soll. Es ist außerdem nicht erkennbar, warum ein „rudimentäres Organ" leichter infektiös erkranken soll.

Erbuntersuchungen beim Menschen für die *Osteomyelitis* scheinen nicht bekannt zu sein. Das spontane Vorkommen einer hämatogenen Osteomyelitis ist beim Tiere außerordentlich selten. Es existieren nur Einzelbeobachtungen (ZUMPE), wobei keine Prädilektionsstellen in der Lokalisation erkennbar sind. Wie beim Menschen ist auch bei Tieren der jugendliche Organismus besonders anfällig.

Die *Knochen-* und *Gelenktuberkulose* ist in der Regel als sekundäre Metastase einer visceralen, meist pulmonären tuberkulösen Erkrankung aufzufassen. Für die Erwägungen eines Erbeinflusses müssen hier also auch die Ergebnisse der allgemeinen Tuberkuloseforschung mit herangezogen werden. Bei keiner anderen Infektionskrankheit sind sonst so umfangreiche, erbpathologische Arbeiten gemacht worden. Durch Tierexperiment und Zwillingsforschung ist der Beweis für irgendeinen Einfluß des Erbes auf den tuberkulösen Infekt erbracht (DIEHL). Oben wurde auf DOERRs Kritik hingewiesen in bezug auf die Natur und das Ausmaß dieses Erbeinflusses. Von den sehr zahlreichen Veröffentlichungen zu diesem Thema interessieren den Chirurgen vor allem spezielle Untersuchungen über Erbeinflüsse bei der Knochentuberkulose. In Familienuntersuchungen konnte gezeigt werden, daß in gewissen Sippen extrapulmonäre Keimabsiedlungen, speziell Knochentuberkulosen, gehäuft vorkommen (BERGHAUS). Diese Befunde wurden durch DIEHLs interessante Kaninchenzuchtexperimente ergänzt. DIEHL konnte durch Kreuzung nicht ausgewählter Tiere Kaninchensippen bilden, von denen die eine nach intravenöser Infektion mit Tuberkulose eine Ausbildung schwerster Lungentuberkulose bei Mangel bzw. geringfügigen extrapulmonären Herden, eine andere schwere periphere Herdbildungen mit Knochenlokalisationen bei nur geringem Lungenbefund bot. Altersverhältnisse und rassische

Zugehörigkeit konnten als Ursache dieses auffälligen Einflusses auf die Lokalisierung der Tuberkulose ausgeschlossen werden.

Eine Untersuchung der *Speziesdisposition zur Knochentuberkulose* ergibt folgendes Bild: Die spontane Knochentuberkulose ist unter den Haussäugetieren am häufigsten beim Schwein (5—20 % der tuberkulösen Tiere), etwas seltener beim Rind (5%) (ZUMPE). Die Knochentuberkulose beim Pferd ist sehr selten (SEIFRIED). Bei Hühnern besteht eine auffällige, besondere Empfänglichkeit zur tuberkulösen Erkrankung des Knochensystems, das in 90% aller Hühnertuberkulosen befallen ist (REINHARDT und ZUMPE). Als Lokalisation der Knochentuberkulose sind bei Schweinen und Rindern am häufigsten die Wirbelknochen, speziell die Brustwirbel erkrankt. Gliedmaßenlokalisationen finden sich halb so oft wie Wirbelerkrankungen. Auch beim Pferd werden Wirbeltuberkulosen häufig beobachtet (ZUMPE, HARRENSTEIN). Wegen der großen Seltenheit der Knochentuberkulose bei Pferden läßt sich hier das Verhältnis der Wirbel- zu anderen Knochenherden nicht sicher beurteilen. Da die Spondylitis tuberculosa bei Mensch und Haustieren übereinstimmend die häufigste Knochenlokalisation darstellt, kann die tuberkulöse Wirbelerkrankung des Menschen nicht als durch den aufrechten Gang erworben gelten, wie ALBRECHT das annimmt. Die häufige Knochentuberkulose der Hühner lokalisiert sich vorwiegend in den Epiphysen der langen Röhrenknochen (ZUMPE). Die besondere Empfänglichkeit der Hühner für Knochentuberkulose und ihre überwiegende Lokalisation in den Epiphysen der langen Röhrenknochen sind bisher nicht erklärt. Besonderheiten des von den Säugetierknochen sehr verschieden gebauten Vogelknochens und Eigenheiten des Geflügeltuberkelbacillentypus können hier eine Rolle spielen. Bemerkenswert scheinen auch die Artbesonderheiten der *Gelenktuberkulose*, die im Gegensatz stehen zu den Erfahrungen bei der menschlichen Tuberkulose, wo nach der Wirbeltuberkulose Hüft- und Kniegelenk die häufigste Lokalisation der Tuberkulose am Knochensystem darstellt, und wo besonders der jugendliche Organismus an Gelenktuberkulose erkrankt. Trotz sehr zahlreich beobachteter generalisierter Tuberkulosen bei Schweinen und Rindern wurde bei diesen sehr selten (bei Schweinen in 791 Fällen 3mal, bei Rindern in 1703 Fällen 3mal) Gelenktuberkulose beobachtet. Bei Kälbern fanden sich unter 265 Fällen generalisierter Tuberkulose keine Gelenktuberkulose. Bei Hühnern ist trotz häufig auch gelenknaher Tuberkuloseherde in Knochen nur 1 Fall Gelenktuberkulose bekannt. Bei den Haustieren, vielleicht mit alleiniger Ausnahme des Schweines, findet man im Gegensatz zum Menschen selten eine Gelenktuberkulose beim wachsenden Tier (CORHS).

Im vorhergehenden Kapitel wurde auf die Bedeutung der *reizbaren Konstitution* für das Infektionsgeschehen hingewiesen und die

Problematik eines eventuellen Einflusses der *Asthenie* gezeigt. Für beide Konstitutionstypen ist die Erbbedingtheit durch Familien- und Zwillingsuntersuchungen bewiesen (v. PFAUNDLER, K. H. BAUER). Der Erbmodus der reizbaren Konstitution ist wahrscheinlich „unregelmäßig dominant", eingehende Diskussion dazu bei v. PFAUNDLER. Eine genauere Erforschung des Erbganges beider Konstitutionstypen wurde durch das Fehlen absoluter Maßstäbe zur Abgrenzung dieser Typen erschwert. Bei Tieren scheint eine „reizbare Konstitution" nicht bekannt zu sein (HOPPE).

Wir kennen die Bedeutung *allergischer* Reaktionen für den Infektionsablauf (s. Kapitel Pathergie). Wir wissen, daß bestimmte Personen, „reizbare", „neuro-vegetativ stigmatisierte", besonders zu solchen Allergiemechanismen neigen. Hier ist aber festzustellen, daß ohne eine ererbte Anlage auch neuro-vegetativ labile Personen niemals eigentliche „*Allergiker*" werden. Für die auffallende Neigung bestimmter Personen zu derartigen Reaktivitätsänderungen scheint das Erbgefüge von besonderer Gestaltungskraft zu sein (HANHART).

Überblicken wir das, was über einen Erbeinfluß bei chirurgischen Infektionen bewiesen ist, dann scheint das sehr wenig. Es gibt keine Erkrankung, wo er sicher nachgewiesen und etwa der Erbgang klar abgrenzbar wäre. Vermutet wird durch Beobachtung am Menschen die Wirkung von Erbfaktoren auf den Infektionsprozeß bei der Knochen- und Gelenktuberkulose, Appendicitis, Cholecystitis, Furunkulose und dem Erysipel. Mehr Beachtung als bisher sollten meiner Ansicht nach die erbbedingten Unterschiede in der Anfälligkeit der verschiedenen Tierarten für die den Chirurgen interessierenden Infekte finden. Die weitere Erforschung der auffälligen Unterschiede in der Speziesdisposition zur Knochen- und Gelenktuberkulose, der Peritonitis, der Cholecystitis, des Tetanus und der Wundinfektion bei verschiedenen Tierarten scheint mir wertvoll auch für eine weitere Klärung dieser Infektionsprozesse beim Menschen. Die auffälligen Befunde der so wechselnden Anpassung verschiedener Tierspezies an einzelne Erregerarten weisen uns aber auch darauf hin, mit welchen sehr großen Bedenken und Reserven alle Ergebnisse von künstlichen Infektionsexperimenten an Tieren auf den Menschen übertragbar sind.

Literatur.

ALBRECHT: Verh. dtsch. Ges. Chir. **16**, 15 (1887).

BAUER, J.: Die konstitutionelle Disposition zu inneren Krankheiten. Berlin 1923. — BAUER, K. H.: Handbuch der Erbbiologie, Bd. 3. 1940. — BEITZKE: Handbuch der Tuberkulose, Bd. 1. 1943. — BERGHAUS: Z. Hyg. **117**, 757 (1936).

CAMMERER u. SCHLEICHER: Erbarzt **1935**, 75. — CHRISTELLER u. MAYER: Handbuch der speziellen pathologischen Anatomie, Bd. 4/III. 1929. — COHRS, P.:

Handbuch der speziellen pathologischen Anatomie der Haustiere, Bd. 5/II. Berlin 1929. — CORVIN: Amer. J. med. Sci., N. s. **193**, 251 (1937).

DIEHL, K.: Das Erbe als Formgestalter der Tuberkulose. Leipzig 1941. — DOERR, R.: Z. Hyg. **119**, 635 (1937). — Lehrbuch der inneren Medizin, Bd. I. Berlin 1942.

EBER, A.: Erg. Path. 18, 1 (1917). — ECKHARDT, A.: Dtsch. med. Wschr. **1931**, 892.

FISCHER: Arch. klin. Chir. **157**, 28. — FREI, W.: Erg. Path. **31**, 1 (1936).

GEBBING: Arch. klin. Med. **178**, 472 (1936). — GLATZEL, H.: Z. klin. Med. **116**, 632 (1931). — GUTZEIT u. LEHMANN: Handbuch der Erbbiologie, Bd. 2. 1940.

HABERLAND: Münch. med. Wschr. **1926**, 1392. — HAGEDORN u. Mitarb.: Amer. Naturalist **54**, 368 (1920). — HANHART: Schweiz. med. Wschr. **1941**, 373. — HARRENSTEIN, R. J.: Mitt. Grenzgeb. Med. u. Chir. **39**, 163 (1926). — HEINE: Über die Appendicitis bei Chinesen. Leipzig 1930. — HENSCHEN, F.: Handbuch der speziellen pathologischen Anatomie der Haustiere, Bd. 3. Berlin 1924. — HOFBAUER, L.: Mitt. Grenzgeb. Med. u. Chir. **24**, 583 (1912). — HOPPE, H. B.: Erg. Path. **22**, 1 (1928).

JENTSCH, FR. R.: Inaug.-Diss. Hamburg 1936.

KOZELKA, A. W.: J. Hered. (Am.) **20**, 519 (1929). — KRETSCHMER: Zit. nach J. BAUER.

LEBZELTER, V.: Biologie der Person, Bd. 1. Berlin-Wien 1926. — LEMÉTAYER: Presse méd. **1935**, 761. — LENNANDER: Über die Appendicitis. Wien 1895. — LENZ: Menschliche Erblehre, Bd. I. München 1936. — LICHTWITZ: Handbuch der normalen und pathologischen Physiologie, Bd. 4. Berlin 1929. — LÜTH: Erbarzt **1938**, 88.

MIM KEMAL: Dtsch. med. Wschr. **1934**, 504.

PFAUNDLER, v.: Handbuch der Erbbiologie, Bd. 2. Berlin 1940.

REINHARDT, R.: Erg. Path. **23**, 553 (1930). — RIXFORD: Amer. J. Surg. **25**, 504 (1934). — ROGER: Zit. nach WEITZ. — ROSENOW, G.: Handbuch der biologischen Arbeitsmethoden, Abt. III, Teil 2, H. 1. 1926.

SCHLOSSBERGER, H.: Handbuch der normalen und pathologischen Physiologie, Bd. 18. Berlin 1929. — SCHMIDT-DANNERT: Taschenbuch der Hygiene und der Krankheiten tropischer Länder. Leipzig 1943. — SCHMIEDEN u. ROHDE: Arch. klin. Chir. **118**, 14 (1921). — SEIFRIED, O.: Erg. Path. **22**, 432 (1927). — SIWE, ST. A.: Handbuch der vergleichenden Anatomie der Wirbeltiere, Bd. 3. Berlin 1937. — SUTER, F.: Handbuch der Urologie, Bd. 3, S. 1. Berlin 1928.

WEINBERG: C. r. Soc. Biol. **7**, IV (1906). — WEITZ, W.: Erbarzt **1936**, S. 9. — Die Vererbung innerer Krankheiten. Stuttgart 1936.

ZUMPE, A.: Handbuch der speziellen pathologischen Anatomie der Haustiere, Bd. 5/II. Berlin 1929. — ZWICKY: Handbuch der Erbbiologie, Bd. 1, S. 485. 1940.

4. Lebensalter.

Die wechselnden Bilder derselben Krankheit in einzelnen Lebensabschnitten gehören zu unseren pathologischen Grunderfahrungen und sind uns in vielen Beispielen, z. B. den infektiösen „Kinderkrankheiten", der Tuberkulose, der Lues u. a. gut bekannt. Als Ursache der wechselnden Altersdisposition lassen sich sehr verschiedenartige

Faktoren erkennen, und es ist gar nicht möglich, für alle Infekte dieselben allgemeinen Grundlagen für diese Wandlungsmöglichkeit abzugrenzen. Verschiedene Infektionshäufigkeit, eine passive Lactationsimmunität des Säuglings, eine durch frühere Krankheiten erworbene Immunität, Auslesevorgänge, Änderungen des Kreislauf- und Atmungssystems, Änderungen der Resorptionsverhältnisse und der Reizschwelle können bei jeder Infektionskrankheit eine andere komplizierte Deutung einer festgestellten Altersdisposition ergeben. Der Begriff „Lebensalter‟ umfaßt so viel einzelne Komponenten, daß es unmöglich ist, seine Natur in allen Einzelheiten präzise zu analysieren.

Es sei besonders darauf hingewiesen, daß eine generelle Disposition des Kindes oder des Greises für Infektionskrankheiten, die man vielleicht aus einer allgemeinen Lebensschwäche ableiten möchte, durchaus nicht besteht (SCHLOSSBERGER, NEUFELD, SSARACHOFF, v. PFAUNDLER). Und es ist hier festzustellen, daß sogar die Frage, ob im Greisenalter eine allgemein gesteigerte Neigung auch zu nicht infektiösen Erkrankungen besteht, nicht exakt beantwortet werden kann, da das Verhältnis der gesunden zu den kranken Altersgenossen meist unbekannt und Schlüsse von der Mortalität auf die Morbidität falsch sind (HIRSCH).

Eine systematische Bearbeitung der Frage der Altersdisposition bei Infektionskrankheiten in der Chirurgie ist bisher nicht durchgeführt. Im vorliegenden Kapitel soll sie versucht werden. Das Problem sei scharf begrenzt: Nur die charakteristischen Wechsel *chirurgischer Infektionskrankheiten* im Wandel der Lebensabschnitte seien festgestellt, und nur die aus diesen, den Chirurgen interessierenden Infektionsprozessen, abzuleitenden Fragen über die Natur der verschiedenen Altersdispositionen seien untersucht. Die Altersklassen des Menschen sollen nach ASCHOFF etwa so definiert werden: Neugeborenes (bis zu 7 Tagen), Säugling (bis zu 7 Monaten), Kinder (bis zu 7 Jahren), Schulkinder (bis zu 14 Jahren), Reifungsperiode (bis zu 25 Jahren), Höhe des Lebens (25—45 Jahre), reifes Alter (45—65 Jahre), Greis (über 65 Jahre).

Die Anfälligkeit und der Verlauf bei der **pyogenen Wundinfektion** in den einzelnen Lebensabschnitten scheint bisher nicht näher untersucht (BRUNNER). Eindeutigere Beobachtungen hierzu liefert die *Kinderheilkunde.* Dem Kinderarzt ist gut bekannt, daß beim Neugeborenen sehr harmlos aussehende Nabelaffektionen ohne stärkere, lokale, entzündliche Veränderung zur Peritonitis oder Streptokokkensepsis führen können, daß sich aus banalen Staphylokokkenhauteiterungen leicht Allgemeininfektionen entwickeln, und daß die Wundrose in dieser Lebenszeit besonders oft bösartig und septisch verläuft.

Beim **Erysipel** läßt sich die besondere Disposition des Säuglings zu dieser Wundinfektion ziffernmäßig klar beweisen. In einer neueren und großen Sammelstatistik zeigt die Wundrose des Säuglings unter

565 Fällen eine *Letalität* von 61%. Besonders hoch ist die Sterblichkeit in den ersten Monaten (60—90%). Dagegen beträgt die Letalität des Erwachsenen unter 11290 Fällen 13,9%. Während beim Erwachsenenerysipel eine bessere Wirkung der Sulfonamide gegenüber bisher gebräuchlichen Heilverfahren nicht sicher beweisbar ist (Letalität 2,9% bei 6707 Erysipelfällen mit Sulfonamidbehandlung), wird die Heilwirkung der Sulfonamide auf das Säuglingserysipel allgemein nicht bestritten. Durch Sulfonamide sank die Sterblichkeit des Säuglingserysipels von durchschnittlich 61% (563 Fälle) auf 14,6% (629 Fälle) (HERFORTH). Warum das Säuglingserysipel so auffällig durch Sulfonamide beeinflußt wird, ist unbekannt. Die Letalität beim Erysipel läßt sich nach ROGER in eine Reihe ordnen: 1—2 Monate 100%, 3—6 Monate 17%, 6—24 Monate 10%, 2—14 Jahre 0%, 15—30 Jahre 1,3%, 31—40 Jahre 3,9%, 41—50 Jahre 4,2%, 51—60 Jahre 6,1%, 61—70 Jahre 17,4%, 71—85 Jahre 34%. In dieser Reihe ist beachtlich der Tiefpunkt der Sterblichkeit zwischen 15 und 30 Jahren und die Gipfel im Säuglings- und Greisenalter. Über die *Erkrankungshäufigkeit* an Erysipel in den verschiedensten Altersklassen scheinen exakte Ziffern nicht bekannt zu sein. Nach FEER ist in den ersten beiden Lebensaltern die Morbidität geringer als später. Die Ursache der schlechten Prognose des Erysipels beim Säugling ist begründet in der Unfähigkeit des jungen Organismus, die Streptokokkeninfektion in der Haut zu begrenzen. Es kommt zu zu einer tieferen Beteiligung des Unterhautzellgewebes als beim Erwachsenen und leichter zur Streptokokkenallgemeininfektion. Diese Bereitschaft des Neugeborenen, aus einem lokalen Prozeß eine Allgmeinkrankheit zu entwickeln, zeigt sich auch bei anderen Infekten. Wir beobachten z. B. diese Tendenz ebenso charakteristisch bei der septischen Pneumonie des Neugeborenen, und wir kennen die ganz besondere Neigung des Säuglings zur Generalisierung seiner Tuberkulose.

Auch die Staphylomykosen der Haut zeigen ein nach Altersstufen sehr verschiedenes charakteristisches Verhalten. Die *Morbidität* an *Furunkeln* ist im 3. Jahrzehnt am größten. 30—35% aller Erkrankungen liegen in dieser Zeit (GÖTZE, HALBAM). 70% entfallen auf das 10.—30. Jahr. Im 1. Jahrzehnt und jenseits der 50er Jahre sind Furunkel selten. Furunkel und *Karbunkel* kommen im Säuglingsalter überhaupt nicht, im Kindesalter nur selten vor (POHL, FALLIS und SIDNEY). Wird die Haut eines Neugeborenen mit Staphylokokken infiziert, dann entsteht kein Absceß wie beim älteren Kind, sondern eine Blase, ein Pemphigus simplex. Zum Furunkel fehlen eine zentrale Nekrose und ein deutlicher Infiltrationswall. Auch die Hautabscesse bei ernährungsgeschädigten Säuglingen unterscheiden sich von Furunkeln bei älteren Kindern durch das Fehlen der zentralen Nekrose und durch eine viel geringere entzündliche Reaktion. Es erfolgt leicht eine Ausbreitung im Unterhautzellgewebe zur Phlegmone. Bei Incision findet man seröses Exsudat, keinen Eiter (GROSSMANN). Bau oder Funktion der Haarbalgdrüsen beim Kleinkind erklären diesen Befund nicht befriedigend. Den typischen Furunkel hat man als eine allergische Reaktionsform des Organismus gegenüber der Staphylokokkeninfektion der Haut angesehen. Die Fähigkeit zur hyperergischen Entzündung besitzt das Neugeborene noch nicht und erwirbt sie erst im Laufe der Jahre.

Beim Säugling besteht noch eine andere Besonderheit in der Disposition der Haut zur Staphylokokkeninfektion. Bei ihm erkranken häufiger die frei zur Oberfläche der Haut mündenden ekkrinen Schweißdrüsen an kleinen Impetigopusteln ohne Nekrose. Nach Ablauf der Säuglingszeit erkranken diese ekkrinen Schweißdrüsen außerordentlich selten an infektiösen Prozessen, und dann nehmen die Haarfollikel hinsichtlich der Infektionsbereitschaft ihren Platz ein. Die *Schweißdrüsenabscesse* der Erwachsenen sind bekanntlich Infektionen der in einen Haarbalg mündenden apokrinen Schweißdrüsen (TACHAU).

Auf Grund seines sehr großen Materials berichtet E. v. NOVÀK, daß *Gesichtsfurunkel* unter 10 und über 60 Jahren séhr selten sind. Das 2. und 3. Jahrzehnt sind doppelt so häufig befallen wie die übrigen Lebensdezennien. Ziffernmäßig ausdrückbare, klare Ánhaltspunkte über die Prognose der Furunkel in den einzelnen Altersklassen sind schwer zu gewinnen.

Panaritien sind zwischen 20 und 25 Jahren am häufigsten. Bei Kindern sind sie trotz starker Exposition selten und gutartig. Die Neigung zur Komplikation nimmt mit steigendem Alter zu (GROSSMANN, WAHL). Für die Altersschichtung der Panaritien spielt die Berufsausbildung zwischen 20 und 25 Jahren wohl eine gewisse Rolle im Sinne vermehrter Exposition. Das Fehlen bei den sicher häufigen Nagelbettverletzungen der Kinder und die Zunahme der Komplikationen im Reifealter scheinen nicht befriedigend geklärt.

Zur *Erklärung* der besonderen *Infektabwehrlage des Säuglings* sind eine Reihe von Faktoren bekannt. Das Neugeborene hat eine auffällige Durchlässigkeit des Gewebes für den Erreger. Diese Gewebsdurchlässigkeit besteht auch gegen andere Stoffe. Wir kennen in diesem Lebensalter die Durchlässigkeit der Blut-Liquorschranke für Gallenfarbstoffe beim Icterus neonatorum und die Durchlässigkeit der Darmwand für das kolostrale Fett. Diese Durchlässigkeit aller Gewebe kann man im Tierexperiment zeigen. Trypanblau breitet sich in der Haut junger Meerschweinchen rascher aus als bei alten Tieren (GOTTSCHALL und BUNNEY). Wir sehen beim Säugling daneben eine auffällige Lahmheit des Mesenchyms bei entzündlichen Reaktionen. Hierdurch

wird ein örtliches Verhaften des Erregers im entzündeten Gewebe
verhindert und seine Ausbreitung begünstigt. Die phagocytäre Kraft
des Säuglingsblutes gegenüber pathogenen Keimen ist in den ersten
beiden Lebensjahren geringer als beim Erwachsenen (FUNNICLIFF und
WELLS). Der Säugling ist zu allergischen Reaktionen in der ersten Zeit
unfähig (Pneumonie und Furunkel). Auch beim Serum-Hyperergie-
versuch des Kaninchens verläuft beim jugendlichen Tier die allergische
Reaktion milder als im Erwachsenenalter (CHO-KEIJO). Beim Neugeborenen besteht eine Unterfunktion zur Bildung spezifischer Antikörper (BIELING, BESSAU u. a.). Eine eingehende Diskussion über die

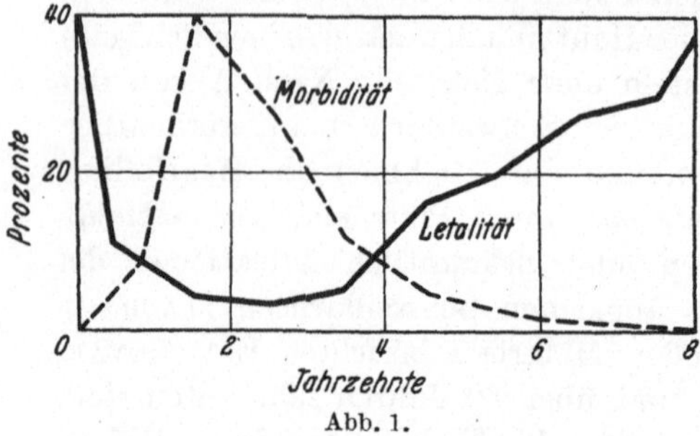

Abb. 1.

Gründe der besonderen In-
fektionsdisposition des Embryo, des Neugeborenen und
des Kleinkindes findet sich
mit vielen anderen klini-
schen und experimentellen
Daten bei v. PFAUNDLER.
Über die *Wundinfektion
des Greises* veröffentlichte
T. v. VEREBÉLY eigene Be-
obachtungen. Im Gegensatz
zu den mittleren Lebensaltern ist die Infektionsabwehr im Senium
mangelhaft. Es besteht eine geringere Transsudation der Wunde.
Operationswunden „verbuttern" oft ohne stärkere Eiterung und Fieber.
Es besteht auch beim Greis eine gewisse Schwäche aller Mesenchym-
reaktionen, und dies macht sich bei der Infektabwehr bemerkbar.
BOGOMOLETZ will beim alternden Menschen durch ein cytotoxisches,
durch Immunisierung mit Knochenmark und Milzgewebe gewonnenes
Heilserum das Mesenchym elektiv beeinflussen, es wieder „reizbar"
machen (s. Abschnitt Konstitution) und so die Infektionsresistenz verstärken. Die klinischen Beobachtungen bei der Infektdisposition des
Greises zeigen eine gewisse Parallelität zu. den Besonderheiten des
Säuglings. Sie sind weniger genau beobachtet als in der Kinderheilkunde. Inwieweit ähnliche celluläre und humorale Ursachen hierfür
in Frage kommen, scheint nicht untersucht.

Die **Appendicitis** mit ihren regelmäßig anfallenden Erkrankungs-
fällen ist ein infektiöser Prozeß, dessen Altersdisposition sich besonders
zuverlässig nachprüfen läßt. Die Verhältnisse werden am übersicht-
lichsten in einer *Kurve* dargestellt (s. Abb. 1) (SPRENGEL, MARSCH,
ARNOLD, GUNDEL und MAXER, LÄWEN und BURCKHARDT).

Die *Appendicitishäufigkeit* im frühen Kindesalter ist gering. Nur
30 Fälle unter 2 Jahren sollen beschrieben sein. Die Morbidität ist im
2. und 3. Jahrzehnt am höchsten und fällt nach dem 4. Jahrzehnt schnell

zu sehr niedrigen Werten. Die *Sterblichkeit* der diagnostizierten Wurmfortsatzentzündungen dagegen zeigt eine ganz andere Altershäufung. Sie
ist beim Säugling und beim Greis am größten und am geringsten im 2. und
3. Jahrzehnt, in dem die meisten Menschen an Appendicitis erkranken.

Im *Krankheitsbild* zeigt die *kindliche* Appendicitis als beteiligte
Erreger Pneumokokken im Gegensatz zu den „Enterokokken“ beim
Erwachsenen (ASCHOFF, ARNOLD u. a.). Beim *Greis* können alle
klassischen Symptome der Appendicitis, Puls- und Temperatursteigerung, lokale und allgemeine Störungen, Leukocytose usw. fehlen, und
es kommt bei ihm auffällig oft zur Perforation und diffusen Peritonitis.
Was sind die *Ursachen* dieser Verhältnisse, die im frühen Kindes- und
Greisenalter gewisse Ähnlichkeit aufweisen? Beim Kind und Greis bestehen erhebliche diagnostische Schwierigkeiten, so daß die Appendicitis
oft verspätet zum Chirurgen kommt. Wahrscheinlich ist nur ein mit
Lymphorganen ausgestatteter Wurmfortsatz ein funktionierendes
Organ und erst zur Appendicitis fähig. In der Appendix zeigen sich
die ersten Lymphgebilde erst nach den ersten Lebensmonaten und
bilden sich nach dem 30. Jahr zurück (RÖSSLE). Die Neigung zur Perforation und Peritonitis ist begründet neben der häufigen Spätdiagnose
in einer verminderten Fähigkeit des Mesoderms bei Kind und Greis,
entzündlich zu reagieren und den infektiösen Schaden zu lokalisieren
(ASCHOFF). Die starke Letalität im Kindesalter wird daneben zurückgeführt auf die besondere Häufigkeit von Lageanomalien der Appendix
in dieser Zeit (ALBRECHT). Für die hohe Sterblichkeit im Alter sind
Kreislaufstörungen und Lungenschäden von erheblicher Bedeutung
(KRAMER). Die geringe Morbidität bei Greisen beruht natürlich zum
Teil auf der Abnahme der Menschenzahl im Senium und zum Teil auf
Appendektomien in früherer Lebenszeit.

Bei der akuten **Peritonitis** geht die *Letalität* in den verschiedenen
Altersstufen mit der Sterblichkeitskurve bei der Appendicitis parallel.
Das Minimum der Sterblichkeit findet sich zwischen 10 und 15 Jahren,
und eine bedeutende Zunahme der Lebensgefahr im Säuglings- und
Greisenalter (KIRSCHNER). Über Altersunterschiede in der *Erkrankungshäufigkeit* scheinen keine ziffernmäßig verwertbaren Unterlagen zu bestehen. Die Säuglingsperitonitis bietet *klinisch* ebenso wie
Wundinfektion und Erysipel in diesem Alter die besondere Tendenz
zur septischen Generalisation. PRIBRAM machte nach Beobachtungen
an Menschen und Tieren auf die Verschiedenheiten bei der Abwehr
der Peritonitis im Jugend- und Reifealter aufmerksam. Junge Kaninchen resorbieren eine Jodkalilösung aus dem Bauchraum in 24, ältere
Tiere erst in 72 Stunden. Beim jungen Organismus erfolgt eine Abwehr der Bauchinfektion hauptsächlich durch Resorption, bei älteren
durch Abkapselung und Verschwartung.

Eine besondere Form der Peritonitis im Kindesalter ist die genuine *Pneumokokkenperitonitis*. Die Herkunft der besonderen Erreger und die Tendenz der Pneumokokken zur Lokalisation im Bauchfell kleiner Mädchen ist nicht befriedigend geklärt. Wegen des reichen Fibringehaltes der Pneumokokkenexsudate im Gegensatz zur Streptokokkenperitonitis soll eine Neigung zur Abkapselung bestehen.

Bei der **Pyelitis** ist die Disposition zu dieser Erkrankung beim *älteren* Mann, bedingt durch Prostatahypertrophie, und bei der *jüngeren* Frau im Gefolge der Schwangerschaft gut studiert und ausreichend geklärt (s. Kapitel „Hormone").

Unter den **infektiösen Gelenkerkrankungen** kann man einen Alterseinfluß bei der **traumatischen Infektion** durch banale Eitererreger nicht erkennen. In allen Lebensaltern läßt sich die Gelenkhöhle außerordentlich leicht von außen her infizieren. Auffällig ist bei der akuten, eitrigen Arthritis, wie das Kind im Gegensatz zum reifen Organismus fähig ist, infektiöse Gelenkschäden weitgehend anatomisch und funktionell auszugleichen. Die besondere Reparationsfähigkeit des Kindes ist uns auch bei der Gelenktuberkulose und Pneumokokkenarthritis bekannt. NAKAMURA hat diese Altersverhältnisse bei der experimentellen Infektion des Kniegelenks junger und alter Kaninchen untersucht. Er fand bei jungen Tieren, daß der Gelenkinhalt schon 6—7 Tage nach der Infektion steril war, während ältere Kaninchen noch nach mehreren Wochen keimhaltige Exsudate aufwiesen. Ein einmal entstandener Knorpelschaden kam beim erwachsenen Tier schwer zum Stillstand und führte zu totaler Abstoßung des Gelenküberzuges. Das junge Tier repariert infektiöse oder aseptisch gesetzte Knorpelschäden auffällig leicht. Für die schlechtere Überwindung eines infektiösen Gelenkschadens im Alter spielt vielleicht auch die starke funktionelle Abnutzung aller Gelenkbestandteile in dieser Zeit eine Rolle.

Unter den **metastasischen Gelenkentzündungen** (CHIARI) weist die *Gonokokkenarthritis* eine Häufung für den Mann zwischen 25 und 35 und für die Frau zwischen 18 und 25 Jahren auf. Beides wird durch die in diesem Alter liegende vermehrte Exposition zu Geschlechtskrankheiten erklärt. Die Gonokokken-Gelenkentzündung kommt aber auch gelegentlich bei Kindern und Säuglingen vor (STEPHANI).

Die hämatogene *Streptokokkenarthritis* findet sich besonders nach Scharlach. Die Häufigkeit dieser Gelenkkomplikation beim Scharlach steigt in auffälliger Weise mit zunehmendem Alter. In 0—5 Jahren 1,28%, in 30—40 Jahren 19,35%. Diese Altersdisposition geht mit der Morbiditätskurve des Scharlachs, die zwischen 2 und 10 Jahren am höchsten ist, nicht parallel.

Bekannt ist die auffällige Häufung der **Gelenktuberkulose** beim Jugendlichen. In einer Statistik von VOGEL finden sich 34 % der Erkrankungen im 1. und 2. Dezennium und 10 % im 3. Dezennium. In den höheren Dezennien schwankt die Kurve zwischen 4 und 6 %. Ähnliche Verhältnisse ergeben sich aus dem großen Material von SORREL. Die Arthritis tuberculosa unter 15 Jahren wird allgemein als *prognostisch* günstiger angesehen als im späteren Lebensalter. Die besondere Fähigkeit des Kindes zur anatomischen und funktionellen Ausheilung infektiöser Gelenkschäden zeigt sich auch hier. Aber auch tuberkulöse Gelenkentzündungen bei Jugendlichen können — trotz Frühdiagnose und bester Behandlung — bösartig verlaufen (KÖNIG). Es finden sich bei den tuberkulösen Skeleterkrankungen ähnliche allgemeine Prognosegesetze wieder, wie sie im Abschnitt „Konstitution" für die Tuberkulose allgemein kurz besprochen wurden.

Im jugendlichen Alter soll in der Regel die Gelenktuberkulose multipel und in käsig-eitriger Form auftreten, jenseits des 20. Lebensjahres sind monartikuläre Erkrankungen häufiger, mit serösem Exsudat und gleichzeitig nicht käsiger Erkrankung der Gelenkhüllen (HUEBSCH-MANN, SORREL). Diese verschiedenen *Verlaufsformen* werden mit der wechselnden Immunitätslage des Organismus in den verschiedenen Lebensaltern in Verbindung gebracht. Die käsigen Prozesse des Jugendlichen sind Begleiterscheinungen einer Frühgeneralisation. Bei den hydropischen oder fungösen Gelenkerkrankungen finden sich öfter noch andere isolierte Organtuberkulosen außerhalb des Knochensystems. Bis zum 14. Lebensjahr sollen primär ossale tuberkulöse Arthritiden über primär synoviale überwiegen (KONSCHEGG). Bei den häufigsten tuberkulösen Gelenklokalisationen, dem Hüft- und Kniegelenk, findet sich ein Überwiegen des Kindesalters, beim Hand- und Schultergelenk ein Überwiegen der Erwachsenen, beim Ellenbogen- und Fußgelenk ist kein Überwiegen einer Altersstufe feststellbar (ROLOFF). Die Ursache der verschiedenen Altersdisposition verschiedener Gelenke ist unbekannt.

Bei der **Knochentuberkulose** finden wir eine gleichartige Altersverteilung in der *Morbidität* wie bei der tuberkulösen Gelenkinfektion. Unter 5000 Kranken WHITMANs waren 78 % unter 14 Jahre alt. ALEXANDER fand bei Kindern 66,9 %, im Alter von 1—5, 21 % von 5—8, 8 % von 8—10 und 0,6 % im Alter über 12 Jahre. Die häufigste Knochenlokalisation (Wirbel) geht der häufigsten Gelenklokalisation (Hüfte und Knie) bei der Altersverteilung parallel. Ihr Morbiditätshöhepunkt liegt im Alter von 3—7 Jahren. Bis zum 20. Lebensjahr haben 85 % aller Spondylitisfälle begonnen (ROLOFF). Der Zusammenhang zwischen *Wachstumsverhältnissen* des Lnochens und dem Altersaufbau der Skelettuberkulose läßt sich an einzelnen Lokalisationen

gut studieren. Beim ganz jungen Kind tritt die Calcaneustuberkulose
zentral auf, entsprechend der zentral beginnenden Verknöcherung.
In der folgenden Altersstufe erkrankt mehr der hintere Abschnitt des
Fersenbeins, der später verknöchert. Beim Erwachsenen gibt es an
diesem Knochen keine Prädilektionsstelle. Die Verknöcherung ist
dann überall gleichmäßig erfolgt.

Die *Prognose* der Knochen- und Gelenktuberkulose ist um so günstiger, je früher sie beginnt. In den Altersgruppen 0—15 Jahre wurden
79% „Heilungen" erzielt, im Alter von 20—30 Jahren nur 41%
(KREMER-WIESE). Beim Jugendlichen soll der Primärkomplex gegen
eine Knochengeneralisation besser schützen als beim Erwachsenen
(ROLOFF). Nach SORREL soll der Überschuß an knorpeligem Gewebe
beim Kind im Gegensatz zum Erwachsenen für die Verschiedenheit
der Prognose bedeutungsvoll sein.

Auch die akute **hämatogene Osteomyelitis** zeigt bekanntlich eine
Bevorzugung des Jugendalters. Genauer gesagt, sie beginnt in der
Knochen*wachstumszeit*, beherrscht dann aber meist als chronische
Osteomyelitis das ganze Leben. 97% aller akuten Osteomyelitisfälle
treten vor dem 25. Lebensjahre auf, nur 3% bei älteren Leuten mit
abgeschlossenem Knochenwachstum (LAUCHE). Das Alter, in dem man
in der Regel spätestens an akuter Osteomyelitis erkranken kann,
stimmt auffallend mit dem verschiedenen Verknöcherungsabschluß
der Epiphysen einzelner Knochen überein (MENNICKEN). Den *Gefäß-
reichtum* des jugendlichen Knochens als Ursache der Altersdisposition
der Osteomyelitis hat LEXER gezeigt. Die *Morbiditäts*kurve der akuten
Osteomyelitis beginnt mit sehr geringen Werten im 1. Lebensjahr,
erreicht stetig ihr Maximum bei 17 Jahren, fällt dann aber rasch wieder
zum Ausgangstiefpunkt schon im 25. Lebensjahr, dem Ende des Kno-
chenwachstums (TRENDEL, GARRÉ, LEXER u. a.). Die *Letalitäts*-Kurve in
den einzelnen Lebensjahren scheint nicht einheitlich geklärt (TRENDEL,
INTHORN u. a.).

Im frühen *Kindesalter* ist die Bevorzugung der Metaphysen für
die Osteomyelitis nicht so ausgesprochen. Es erkranken häufiger
auch die Diaphysen und Gelenke (MOLTSCHANOFF, SANTI, GREEN,
DAUBENSPECK). Im Säuglingsalter sind auch die später auffälligen
Unterschiede in der Disposition bei Platten- und Röhrenknochen
nicht so deutlich. Beim Kleinkind wird die Schädelosteomyelitis häufiger als später beobachtet (AMBERG und CHORMLEY). Ob die Säuglings-
osteomyelitis dieselbe anerkannt schlechte *Prognose* aller Fälle in bezug
auf das Spätergebnis hat, scheint unentschieden (NIERSTRASS, DAUBEN-
SPECK). Während sich beim Erwachsenen in 90% der Staphylococcus als infizierender Keim findet, zeigen Kinder unter 2 Jahren
in 40—50% Streptokokken (DICKSON). Letzter Verfasser fand bei der

Osteomyelitis des Säuglings nicht die allgemein große Tendenz zum chronischen Verlauf wie im späteren Alter. Diese klinischen Besonderheiten beim Säugling finden vielleicht ihre Erklärung im abweichenden Erregerbefund.

Versuchen wir eine **zusammenfassende Beurteilung** der oben besprochenen Altersverhältnisse infektiöser Prozesse in der Chirurgie: Es ist bei so verschiedenartigen Infektionskrankheiten von vornherein unmöglich, alle auf eine Formel zu bringen. Die Erkrankungshäufigkeit ist bei manchen Affektionen gar nicht exakt feststellbar. Letalität und Prognoseverhältnisse sind oft nicht so geklärt, um sie hier verwerten zu können.

Die *Morbidität* ist auffällig geringer im „Säuglings"-, im „reifen Alter" und im Greisenalter, bei Furunkeln, Karbunkeln, Panaritien und der Appendicitis. Die Knochen- und Gelenktuberkulose hat ihre größte Häufung in den beiden ersten Lebensjahrzehnten, und ähnlich tritt die Osteomyelitis fast nur vor dem 25. Lebensjahr auf. Erkrankungen an Knochentuberkulose und Osteomyelitis stehen in sicherer Abhängigkeit von der Knochenwachstumszeit. Schematisierend darf man zur Morbidität sagen: An Staphylodermien, Panaritien, Appendicitis, Skelettuberkulose und Osteomyelitis erkrankt man meist in den ersten drei Lebensjahrzehnten, das Säuglings- und Greisenalter sind von diesen Erkrankungen auffällig selten betroffen.

Über die **Prognose** in verschiedenen Altersstufen bestehen z. B. bei den Staphylodermien und der Osteomyelitis keine sicheren Beobachtungen. Traumatische und hämatogene Gelenkinfektionen heilen beim Kind im Gegensatz zum reiferen Alter anatomisch und funktionell besser. Beim Erysipel, der Appendicitis und Peritonitis ist die Heilungsaussicht in den mittleren Lebensjahren, auffällig um das 15. Jahr herum, am günstigsten und deutlich schlechter im frühen Kindes- und im reifen Alter. Bei der Skelettuberkulose ist die Prognose besser, je eher sie beginnt.

Ein *Vergleich* von *Morbidität* und *Prognose* zeigt interessante Verhältnisse, die am klarsten beweisbar sind bei der Appendicitis und an der oben gezeichneten Kurve deutlich werden. In der Zeit der größten Erkrankungsneigung, dem 15. Lebensjahre, ist die Prognose am besten. Bei keiner anderen chirurgischen Infektion sind diese Verhältnisse bisher so klar wie bei der Appendicitis. Ähnliche Verhältnisse kann man nach unseren bisherigen Kenntnissen vielleicht erwarten beim Erysipel, bei der Wundinfektion und bei der Peritonitis.

Was ist über die *Ursache* dieser Altersverhältnisse bekannt? Die verschiedene Keim*exposition* ist kein wesentlicher Faktor für den Alterswechsel chirurgischer Infektionskrankheiten. Veränderte *Immunitätsverhältnisse* als Ursache des Alterswandels sind uns bei der Knochentuberkulose gut bekannt. Über ihre mögliche Bedeutung ist bei anderen Infekten, z. B. Osteomyelitis, Appendicitis und Furunkulose bisher wenig bewiesen. Die Neigung des *Säuglings* zur Infekt*generalisation* wird uns verständlich durch seine besondere *Mesodermkonstitution*, die wir erkennen an einer erhöhten Gewebsdurchlässigkeit, an der Unfähigkeit zur lokalen Entzündung und an einer Unreife aller Immunitätsreaktionen. Ähnliche Besonderheiten des Mesoderms spielen bei der symptomarmen Infektabwehr des *Greises* eine Rolle, sind hier aber mangelhafter untersucht. Die besonders günstige Abwehrlage im 2. Lebensjahrzehnt hat man in Beziehung gesetzt zum Höhepunkt der *Wachstumsenergie* aller mesenchymalen Organe in dieser Zeit (FREY). Um das 15. Lebensjahr ist nicht nur die Abwehrlage gegen Appendicitis, Peritonitis und Erysipel, sondern auch gegen Diphtherie, Pneumonie und Pocken am günstigsten. KIRSCHNER zeigte, wie auch bei nichtinfektiösen Insulten, z. B. Ileus, Gallensteinoperationen und überhaupt gegen das Sterben eine nicht näher analysierte *Widerstandskraft* des Organismus um das 15. Lebensjahr am stärksten ist. Der Kurvenverlauf der Gesamtmortalität von einem Höhepunkt im Säuglingsalter zu einem Abfall auf niedrigste Werte um das 15. Lebensjahr und der Wiederanstieg zum anderen Höhepunkt im Greisenalter drückt eine sehr alte, als HALLEY*sches Gesetz* bezeichnete Erfahrung aus. v. PFAUNDLER hat dieses Gesetz gedeutet und erweitert durch den Kurvenverlauf der *Anpassungsfähigkeit* in den verschiedensten Lebensaltern, die auch um das 15. Lebensjahr am größten ist.

Wir stellten den Wechsel der Bilder chirurgischer Infektionskrankheiten in einzelnen Lebensabschnitten fest. Das Alter wird problemreicher, je mehr man sich mit ihm beschäftigt. Der Gestaltungsfaktor „Lebensalter" löst sich auf in mannigfaltige Kräfte, die ihren verschiedenen Einfluß auf einen Infektionsprozeß nehmen. Die Beobachtung der Altersdisposition stellt uns Fragen, die z. B. in unseren Kenntnissen über die besondere Infektionsdisposition des Säuglings oder in der Anwendung der allgemeinen Immunitätsgesetze der Tuberkulose auf die Skelettuberkulose eine hinreichende Antwort gefunden haben. Daneben bestehen noch viele unklare Probleme, wie z. B. die eigenartige Infektionsdisposition um das 15. Lebensjahr mit höchster Morbidität und geringster Mortalität bei der Appendicitis, die Beziehung der Tuberkulose und Osteomyelitis zum Knochenwachstum, die mögliche Anwendung allgemeiner Allergiegesetze auf die Osteomyelitis und Furunkulose, die Erforschung der Mesodermschwäche des Greises und ihr Vergleich mit der eigentümlichen Infektionsresistenz des Säuglings.

Literatur.

ALBRECHT: Wien. klin. Wschr. **1909**, 1360. — ALEXANDER: Zit. nach ROLOFF. — AMBERG and CHORMLEY: J. Pediatr. (Am.) **5**, 177 (1934). — ARNOLD: Bruns' Beitr. **158**, 187 (1933). — ASCHOFF: Arch. Kinderhk. **108**, 142 (1936). — Med. Klin. **1937/1938**.

BESSAU: In STOECKELS Lehrbuch der Geburtshilfe. Jena 1943. — BIELING: Die biologische Infektionsabwehr des menschlichen Körpers. Wien 1944. — BOGOMOLETZ: Med. Ž. Akad. Nauk. (Russ.) **8**, 993 (1938). — Ref. Z. Altersforsch. **2**, 272 (1940).

CHIARI: Handbuch der speziellen pathologischen Anatomie, Bd. 9/II. Berlin **1934**. — CHO-KEIJO: Orient. J. Dis. Infants (Jap.) **25**, 11 (1939). Ref. Z. Altersforsch. **2**, 163 (1940). — CSEREY-PECHÁNY: Orv. Hetil. (Ung.) **1942**, 475.

DAUBENSPECK: Arch. orthop. u. Unfallchir. **39**, 709 (1939). — DICKSON: J. amer. med. Assoc. **127**, 212 (1945).

FALLIS, SIDNEY u. Mitarb.: Ur. Rev. (Am.) **45**, 196 (1941). — FEER: Korresp.bl. Schweiz. Ärzte **1894**, Nr 22. — FREI: Erg. Path. **31**, 194 (1936). — FREY: Klin. Wschr. **1929**, 1604. — FUNICLIFF u. WELLS: Zit. BEITZKE, in Handbuch der pathologischen Anatomie des Kindesalters. Wiesbaden 1912.

GÖTZE: Diss. Berlin 1910. — GOTTSCHALL u. BUNNEY: J. Immunol. (Am.) **38**, 145 (1940). — GREEN: J. amer. med. Assoc. **105**, 1835 (1935). — GROSSMANN: In DRATHER u. GROSSMANN, Chirurgie des Kindesalters. Leipzig 1930. — GUNDEL u. MEYER: Erg. Chir. u. Orthop. **26**, 490 (1935).

HALBAM: Brit. med. J. **1932**, 670. Ref. Zbl. Hautkrkh. **43**, 457. — HERFORTH: Inaug.-Diss. Berlin 1944. — HIRSCH: Handbuch der normalen pathologischen Physiologie, Bd. 17/III, S. 840. — HUEBSCHMANN: Pathologische Anatomie der Tuberkulose. Berlin 1928.

INTHORN: Bruns' Beitr. **167**, 595 (1938).

KIRSCHNER: Zbl. Chir. **1927**, 1026. — Arch. klin. Chir. **142**, 251 (1926). — KONSCHEGG: Handbuch der speziellen pathologischen Anatomie, Bd. 9/II. Berlin **1934**. — KRAMER: Zbl. Chir. **65**, 739 (1938). — KREMER u. WIESE: Tuberkulose der Knochen und Gelenke. Berlin 1930.

LÄWEN u. BURCKHART: In KIRSCHNER-NORDMANN: Die Chirurgie, Bd. VII. Berlin 1939. — LAUCHE: Handbuch der speziellen pathologischen Anatomie, Bd. 9. Berlin 1939. — LEXER: Neue Deutsche Chirurgie, Bd. 56. 1936.

MARSCH: Bruns' Beitr. **126**, 67 (1922). — MATTHAES: Erg. Chir. u. Orthop. **33**, 261 (1939). — MENNICKEN: Inaug.-Diss. Bonn 1934. — MOLTSCHANOFF: Ref. Z.org. Chir. **31**, 197 (1925).

NAKAMURA: Arch. klin. Chir. **174**, 32 (1933). — NEUFELD: Z. Hyg. **103**, 471 (1924). — NIERSTRASZ: Ndld. Tschr. Geneesk. **1939**, 2212. — NOVÀK: Erg. Chir. u. Orthop. **31**, 83 (1938).

PETRÉN: Chirurg **13**, 236 (1941). — PFAUNDLER, v.: Biologische Allgemeinprobleme der Medizin, herausgeg. von DE RUDDER. Berlin 1947. — POHL: Klin. Wschr. **1938**, 741. — PRIBRAM: Zbl. Chir. **1924**, Nr 36.

RÖSSLE: Erg. Path. 18, 677 (1917). — ROGER: Les maladies infectieuses, vol. I. 1902. — ROLOFF: Handbuch der Tuberkulose, Bd. I. Leipzig 1943.

SANTI: Arch. ital. Chir. **38**, 1 (1934). — SCHLOSSBERGER: Z. Hyg. **103**, 471 (1924). — SORREL: Rev. Tbc. (Fr.) **6**, 160 (1941). — SPRENGEL: Die Chirurgie.

Stuttgart 1906. — Ssacharoff: Erg. Path. **1928**, 201. — Stephani: Münch. med. Wschr. **1932**, 869.

Tachau: Handbuch der Haut- und Geschlechtskrankheiten, Bd. 9/II. Berlin 1934. — Trendel: Bruns' Beitr. **41**, 607 (1904).

Verebély: Ref. Z. Altersforsch. **1**, 199 (1938). — Vogel: Dtsch. Z. Chir. **97**, 1 (1908).

Wahl: Diss. Würzburg 1939. — Withman: Zit. nach Roloff.

5. Hormone.
(Einschließlich Geschlechtsdisposition.)

Der für den Gesamtorganismus richtige Ablauf aller Organfunktionen wird gesteuert durch zwei zentrale Regulationseinrichtungen, das *vegetative Nervensystem* und die *hormonalen Wirkstoffe* der inneren Sekretion. In einem besonderen Kapitel wird der vielfältige Einfluß des vegetativen Nervensystems auf das Infektionsgeschehen gezeigt. Hier soll die Bedeutung der Hormone bei den chirurgisch wichtigen Infektionskrankheiten untersucht werden. Alle Funktionen des vegetativen Nervensystems sind aufs engste mit hormonalen Vorgängen verknüpft. Die Einwirkung nervöser Faktoren wird in einem gesonderten Kapitel dargestellt, läßt sich aber in Wirklichkeit nicht immer so schematisch abtrennen, wie das in dieser Abhandlung geschieht. Inwieweit lassen sich klinische Erfahrung und experimentelle Befunde für einen fraglichen Hormoneinfluß auf das Infektgeschehen verwerten? In Infektionsversuchen beim Tier werden durch die Anwendung einzelner bestimmter Hormone nur unsichere Änderungen der Infektdisposition erzielt (Lauber u. a.), die von einer unspezifischen Reizwirkung nicht sicher abgrenzbar sind. Zur Klärung des Problems müssen wir deswegen von normalphysiologischen Hormonverschiebungen beim Menschen (Geschlecht, Pubertät, Menstruation, Schwangerschaft, Klimax) und von klinischen Krankheitsbildern mit Störungen des Hormongleichgewichtes bei unserer Untersuchung ausgehen.

Bei der Klärung der Beziehungen zwischen *Geschlecht* und *Infektionsdisposition* sind zwei verschiedene Gebiete auseinanderzuhalten. Das Geschlecht ist einmal charakterisiert durch besondere Sexualhormone mit ihren bei der Frau so augenfälligen cyclischen Veränderungen und Wechselwirkungen auf den ganzen Organismus. Daneben stehen aber bei Mann und Frau anatomisch und physiologisch sehr verschiedene andere „Geschlechtsmerkmale", die an fast allen Organen des Körpers ihre Ausprägung finden. Beides zusammen, besondere Hormonverhältnisse und verschiedene andere, physiologische und anatomische Merkmale am Gesamtkörper müssen für eine eventuelle unterschiedliche Disposition der Geschlechter zu bestimmten Infektionskrankheiten diskutiert werden. Bei den *epidemischen Infektionskrankheiten*, die den ganzen Körper ergreifen, wo nur die geschlechtsspezifischen Hormonverhältnisse, aber nicht die besondere Anatomie eines Geschlechtes eine Rolle spielen könnten, zeigt sich *kein* Unterschied in der *Geschlechtsdisposition*, z. B. bei Pocken, Scharlach, Kinderlähmung. Ebenso gibt es so etwas in Tierversuchen auch bei anderen Infekten, z. B. mit Kokken, nicht. Hieraus wäre vielleicht allgemein zu folgern: „Beziehungen zwischen Geschlecht und Infektionsresistenz sind nicht bekannt". Der Chirurg sieht aber so deutliche Unterschiede in der Anfälligkeit der Geschlechter bei einzelnen Infektionsprozessen, daß ein näheres Eingehen hierauf notwendig ist. Hierbei müssen andere als nur hormonale direkte Einflüsse eine Rolle spielen.

Keine wesentlichen *Unterschiede der Geschlechter* sind beweisbar bei der Wundinfektion, der Appendicitis, dem Erysipel, der Nierentuberkulose und den infektiösen Gelenkerkrankungen. *Geschlechtsunterschiede* werden *deutlich* bei den Staphylomykosen der Haut, der unspezifischen Pyelitis und Cystitis, der Pneumokokkenperitonitis und besonders bei der akuten Osteomyelitis.

An *Furunkeln* erkranken Männer (75%) häufiger als Frauen (25%) (GÖTZE u. a.). Beim Gesichtsfurunkel berechnet sich das Verhältnis Männer:Frauen nach der großen Umfrage von v. NOVÀK auf 9,2:5,8. Auch Karbunkel finden sich regelmäßig häufiger bei Männern als bei Frauen. Die Prognose und die Letalitätsverhältnisse sind statistisch in bezug auf eine Geschlechtsdisposition unentschieden. Ob die erhöhte Anfälligkeit des Mannes für Furunkel durch die vermehrte Exposition, durch Beruf, tägliches Rasieren usw. befriedigend erklärt wird, scheint sehr fraglich. Vielleicht spielt das Tieferreichen der Haarbälge beim Mann hierbei eine Rolle. *Schweißdrüsenabscesse* sind häufiger bei Frauen als bei Männern (TACHAU). Bei der Frau sind die apokrinen Schweißdrüsen stärker entwickelt als beim Mann (WOLF). Sie funktionieren erst in der Zeit nach der Pubertät und zeigen eine vermehrte Tätigkeit während der Menses und der Gravidität. Diese Verhältnisse weisen auf Zusammenhänge mit dem Gesamtkörper hin. Sie erklären aber natürlich für sich allein nicht die besondere Neigung zu Infektionsprozessen.

Alle Formen der *Cystitis* zusammengenommen, wenn man von der gonorrhoischen absieht, sind bei der Frau 3—4mal häufiger als beim Mann. Sie treten bei der Frau sehr viel häufiger auf vom Kleinkind bis zum Postklimakterium, im Gegensatz zur oft instrumentellen Auslösung der Blasenentzündung beim Mann im Gonorrhoe- und Prostatahypertrophiealter. Als Ursache dieser besonderen Verhältnisse bei

der Frau werden Menstruation, Schwangerschaft, Gebärakt und kurze
Harnröhre angesehen (SUTER). Auch die *Pyelitis* finden alle Unter-
sucher aus ähnlichen Gründen doppelt so häufig bei der Frau wie beim
Manne, siehe hierzu Absatz „Menstruation und Gravidität". Bei der
Frau werden häufiger Coli, beim Manne häufiger Staphylokokken als
Keime der Harnweginfektion gefunden (NECKER). Eine *Cholecystitis*
findet sich nach alter Erfahrung viel häufiger bei der Frau als beim
Manne. Über die Koppelung dieser Disposition an die Schwangerschaft s. unten. Die genuine *Pneumokokkenperitonitis* findet sich 4mal
häufiger bei kleinen Mädchen als bei Knaben. Ein Nachweis der
Pneumokokken im Blut und Vaginalsekret ist häufig möglich. Bei
den prädisponierten Mädchen wird ein ascendierend-vaginaler Infektions-
weg vermutet. Das Problem der plötzlichen Fixierung der Pneumokokken im Bauchfell kleiner Mädchen ist aber nicht restlos geklärt
(MATTHAES).

Bei der hämatogenen eitrigen *Osteomyelitis* besteht eine besondere,
auffallende, sichere Prädisposition der Männer (76%) gegenüber
Frauen (24%) zu dieser Erkrankung (DUNKMANN), die von allen Autoren
mit ähnlichen Prozentzahlen (3:1) angegeben wird. Im Kleinkindes-
alter zeigt sich eine erhöhte Anfälligkeit der Knaben noch nicht
(PRASS, GREEN). Da Trauma als Ursache der Osteomyelitis in den
meisten Fällen abgelehnt werden muß, ist hier die Geschlechtsdisposition
nicht deutbar als hervorgerufen durch einen vermehrten Traumatismus
des Mannes im Berufsleben Beim Mann findet sich im selben Verhältnis (3:1) wie bei der Osteomyelitis eine oben näher beschriebene
Geschlechtsdisposition zu Furunkuloseerkrankung der Haut. Vielleicht sind diese Hautinfektionen als Erregerquelle die Ursache der sonst
unerklärten, auffälligen Disposition des Mannes zur Osteomyelitis.

Bei Knocheninfektionen durch Tuberkulose, Lues und Typhus ist
eine so auffällige durch einfache Exposition unerklärte Prädisposition
des männlichen Geschlechtes wie bei der Osteomyelitis nicht beweisbar
(GÜNTHER, STORK). Es ist ebenso keine Prädisposition des Knochens
beim Mann für Krebsmetastasen feststellbar.

Auch bei der *gonorrhoischen Arthritis* ist keine erhöhte Anfälligkeit
der Männer zur Gelenkeiterung beweisbar (STORK, LAUCHE). Die alte
Ansicht, daß bei Männern besonders Knie- und Fußgelenk, bei Frauen
vorwiegend Handgelenke befallen werden, wird auch durch neuere
größere Untersuchungsreihen bestätigt (WALTER, KJELDAHL).

Über die Beziehungen zwischen **Pubertät, Klimakterium** und
Kastration und Infektiondisposition sind nur wenige Beobachtungen
bekannt. In der Pubertät findet eine hormonal gesteuerte Ausreifung
der Hautdrüsen statt. Erst zur Zeit der Geschlechtsreife erkrankt

jemand an *Acne* (FUHS-KUMER), die bei *Eunuchen* unbekannt sein soll. Eine Behandlung der Acne mit Drüsenpräparaten ist nicht überzeugend (BINGOLD und DELBANCO). Die apokrinen Schweißdrüsen entwickeln ihre volle Sekretion erst mit der Pubertät und bilden sich im Klimakterium zurück. Sie zeigen bei der Frau eine deutliche Koppelung ihrer Funktion an den Menstruationszyklus. *Schweißdrüsenabscesse* beobachtet man dementsprechend in der Zeit zwischen 15 und 50 Jahren (WOLF). Bei der *Lungentuberkulose* wird eine aktivierende Einwirkung der Pubertät durch innersekretorische Einflüsse allgemein angenommen. Auch das *Genitale* ist im Alter der stärksten Geschlechtstätigkeit besonders zur Tuberkulose disponiert (BEITZKE). Bei der Tuberkuloseanpassung des *Skeletapparates* und des *Bauchfells* läßt sich dieser ungünstige Einfluß nicht nachweisen (ROLOFF). Kastration soll bei Männern und Frauen eine Lungentuberkulose günstig beeinflussen (HÖRING). Experimentell zeigte sich in Kaninchenversuchen durch Kastration keine wesentliche Veränderung der Infektionsdisposition (JONSSON).

Zur Frage **Menstruation** und Infekt liegen viele für unser Problem interessante Beobachtungen vor. Die verschiedensten Infektionskrankheiten beginnen oder rezidivieren auffallend häufig im Prämenstruum oder in den ersten Tagen der Menstruation, z. B. *Erysipel* (VIRCHOW, GERSON, JERUSALEM, SCHICKELÉ, MESSALONGA), *Furunkulose* (GELLER), *Pyelitis* (SCHEIDEMANTEL, LENHARTZ), *Herpes labialis* E. F. MÜLLER). Bei bestehendem Infektionsprozeß kommt es regelmäßig im Prämenstruum zu Temperaturanstieg und Herdreaktion, z. B. bei Perityphlitis, Salpingitis gonorrhoica, Cholecystitis, Pyelitis, Nierentuberkulose u. a. (RIEBOLD, HOFMANN). Dieser Temperaturanstieg vor der Regel gilt als Beweis für einen lokalen Infekt. Zur Erklärung dieser Befunde hat man auf gesetzmäßige Änderungen der *Blutbactericidie* im Menstruationzyklus hingewiesen. Sie ist im Prämenstruum stark erniedrigt und steigt während und nach der Regelblutung wieder an (Literatur bei GELLER). Auf die zweifelhafte Bedeutung solcher Bactericidiebefunde für die Disposition bei chirurgischen Infektionsprozessen wurde in der Einleitung hingewiesen. Eine Änderung der Infektionsdisposition der Haut wird von MÜLLER z. B. für den Herpes als hormonal ausgelöste Umstellung des vegetativen Nervensystems gedeutet (s. Kapitel Nerven). Die in ihren Einzelheiten noch weitgehend unerklärte Parallelschaltung der Haut zur Menstruation ist uns auch aus den „*ovariellen Dermatosen*", Acne, Erythem, Ödem bekannt. Auch auf nichtinfektiöse Reize hin finden wir im Prämenstruum und der Gravidität eine erhöhte Reizbarkeit des Gefäß-Bindegewebe-Apparates. Diese kann demonstriert werden an der erhöhten Empfindlichkeit der Haut gegen Ultraviolettlicht in dieser Zeit.

Ob in der **Schwangerschaft** der Organismus eine veränderte Infektionsdisposition aufweist, ist nach bisherigen Beobachtungen nicht sicher zu entscheiden. *Tierexperimente* sind nach der Erregerart in der Versuchsanordnung und nach den Ergebnissen verschieden (Löffler 1881, Behring 1890, Bossi 1903, Gasparri 1938). Mitteilungen über *Allergie* und *Immunitätsverhältnisse* in der Schwangerschaft sind spärlich und nicht eindeutig. Der Chirurg beobachtet jedoch häufig Zusammenhänge zwischen Schwangerschaft und bestimmten Infektionsprozessen, die hier kurz untersucht werden sollen.

Die in der Schwangerschaft häufige *Cystitis* entsteht ascendierend durch mangelhaften Schluß des Sphincter vesicae internus infolge veränderter Verlaufsrichtung der Urethra in der Gravidität. Neben diesen grob-anatomischen Veränderungen begünstigen die zum Teil auch hormonal ausgelöste Auflockerung des Gewebes und das Geburtstrauma den Eintritt der Erreger (Stoeckel). Wahrscheinlich spielt hier auch eine Rolle die lymphogene Infektion der Harnwege vom Darm aus, die durch Obstipation und Stauungen begünstigt wird (Franke).

Für die primäre Schwangerschafts-*Pyelitis* haben strukturelle Umwandlungen der Harnleiter durch hormonale Einflüsse (Corpus-luteum-Hormon?) einen wesentlichen Einfluß (Hoff, Stürmer). Dazu kommen eine nervös bestimmte Atonie der Harnleiter, mechanische Einwirkungen des wachsenden Uterus und eine bei vielen gesunden Frauen feststellbare hämatogene Infektion der Harnwege durch Darmkeime (Kolb).

Auch für die *Cholecystitis*-Disposition werden eine hormonale Auflockerung und eine nervös bedingte Atonie der Gallenblase, verbunden mit komplizierten Änderungen in der Gallenzusammensetzung und der Gallenbewegung angenommen (Seitz). Wie weit auch hier besondere Infektionsverhältnisse der Gallenwege wie beim Harnapparat eine Rolle spielen, ist nicht untersucht.

Eine *Appendicitis*-Häufung bei der Frau in der Gravidität ist nicht beweisbar. Veränderte anatomische Verhältnisse im wesentlichen führen zur Erschwerung der Diagnose. Die Prognose ist sehr viel schlechter als sonst, Letalität 25—50% gegen 5,8% (Läwen, Burckhardt). Für diese schlechte Prognose ist am häufigsten wohl die oft verschleppte Diagnose verantwortlich zu machen. Es ist ungeklärt, wie weit die Verlagerung der Baucheingeweide durch den wachsenden Uterus und hormonale Einflüsse im Sinne einer Auflockerung des Gewebes mit leichterer Keimausbreitung hier von Bedeutung sind.

Die Veränderung des Verlaufes einer *Lungentuberkulose* durch eine Schwangerschaft ist nach allgemeinen Erfahrungen meist nicht zu erwarten. Für die *Knochen-* und *Nierentuberkulose* ist dagegen bei einer Gravidität gesetzmäßig ein schlechterer Verlauf beobachtet (König, Verhoff).

Diese Beispiele zeigen sichere Beziehungen zur Gravidität. In welchem Maße hier durch hormonale Einflüsse die Infektionsdisposition oder — anders ausgedrückt — das Terrain verändert wird, ist schwer zu sagen. Bei der Cystitis, Pyelitis und Cholecystitis führen uns klinische und anatomische Befunde zur Annahme einer hormonal bedingten Auflockerung und größerer Durchlässigkeit der Gewebe. Ebenso wie während der Menstruation besteht eine größere Reizbarkeit der mesodermalen Gewebe auf Insulte durch Strahlen (Ellinger) oder Chemikalien (Hinselmann). Eingehendere systematische Untersuchungen über derartige funktionelle Verhältnisse des lebenden Gewebes und ihre Beziehungen zur Infektionsabwehr fehlen bisher. Im mütterlichen Körper ändern sich bei der Schwangerschaft so vielerlei Reaktionen des Stoffwechsels, des Ferment- und Vitaminhaushaltes, der Lebensnerven usw., alle mit möglicher Beziehungen zur Infektionsdisposition. Die Hormone sind hier nur *ein* charakteristischer Teil dieser Verschiebungen in der Physiologie der Schwangerschaft. Die Infektionsdisposition unter *ihrer* Einwirkung sollte diskutiert werden. Hormonale Einflüsse sind wahrscheinlich. Welche Hormone sich hier auswirken, und wie ihre Wirkung im einzelnen ist, bleibt zunächst unbekannt.

Der **Diabetes** ist das bekannteste und für den Chirurgen wichtigste Beispiel einer endokrinen Störung mit Veränderung der Infektionsdisposition. In einer großen Statistik von Joslin starben von Diabetikern an akuten Infektionen vor der Insulinära 22%, nach der Einführung des Insulins 15%. Diese Infektionskrankheiten bei der Zuckerkrankheit spielen sich vor allem an der *Lunge* (Tuberkulose und Pneumonie) und an der *Haut* (Infektionen mit Eiterkokken) ab. Daneben stehen septische Erkrankungen verschiedenen Ursprungs, besonders häufig ausgehend von der diabetischen *Gangrän*. Diese Lokalisationen neigen dazu, beim Diabetes aus alltäglichen, sonst harmlosen Infekten akute progrediente Infektionsprozesse zu entwickeln. Die Umwandlung der banalen Infektion durch den Diabetes zur bösartigen Infektionskrankheit zeigt folgendes Beispiel charakteristisch. Selbst die sicher häufige, sonst belanglose Anwesenheit von Gasbranderregern in einer Friedens-Zufallswunde führt beim Diabetes öfter zur manifesten Gasbranderkrankung, unter 109 Friedens-Gasbrandfällen 27mal Diabetes (Callander). Der Magen- und Darmtractus und die Harn- und Gallenwege bieten beim Zuckerkranken keine Anfälligkeit für Infektionen. Alle aber einmal hier entstandenen Infektionsprozesse, wie die nicht häufiger als beim Nichtdiabetiker auftretende Cholecystitis, Appendicitis und Cystitis haben beim Zuckerkranken auch eine sehr schlechte Prognose.

Ein interessanter und für die Gegenseitigkeit biologischer Reaktionen charakteristischer Befund wurde in vielen Arbeiten (Literatur bei GRAFE und TROPP, FUSS) festgestellt. Akute Infektionen und künstliches Fieber führen auch beim nicht zuckerkranken Organismus zur Hyperglykämie als Ausdruck einer allgemeinen Schädigung der innersekretorischen Regulation. Der Diabetes disponiert zum Infektionsprozeß. Jeder Infektionsprozeß verstärkt die diabetische Stoffwechsellage. So entsteht oft ein klinisch bedrohlicher Circulus vitiosus.

Die Tatsache der Senkung der Infektionsdisposition beim Diabetes ist gut bekannt, ihre *Ursache* blieb aber trotz vieler Untersuchungen bisher unklar. Die verschiedensten Änderungen im immunbiologischen Verhalten des Diabetikerblutes wurden festgestellt, Herabsetzung der Serumbactericidie (LÖWENSTEIN, KESTERMANN), der Phagocytosekraft der Leukocyten (WOLFSOHN, HORSTER, KESTERMANN), Störungen der Agglutininbildung (MOEN und REIMANN, RICHARDSON). Alle diese Änderungen sind beim Diabetiker nur sehr unkonstant zu finden (TROMMSDORF, MARBLE). Hierdurch wird ihre Bedeutung zur Erklärung der *immer* beobachteten, auffälligen Schwäche der Infektionsabwehr beim Diabetes in Frage gestellt.

In Anlehnung an einzelne und nicht allgemein bestätigte Tierversuche, bei denen eine Blut-,,Alkalisierung" zu besserer Infektionsresistenz führte, hat man in der diabetischen *Acidose* den Grund für die schlechte Abwehrlage des Zuckerkranken gesucht. Daß eine saure Stoffwechsellage zu Infektionsprozessen disponiert, ist weder durch Tierexperimente noch am Menschen bewiesen.

Eine infektionsfördernde Gewebsirritation durch künstliche *Hyperglykämie* (Literatur bei WOLFSOHN, SCHLOSSBERGER) wurde in älteren Tierversuchen erzielt. Die Ergebnisse solcher sehr massiven Veränderungen unphysiologischer Experimente wurden dann auf den menschlichen Diabetes übertragen. Es ist unbewiesen, daß die Blutzuckerhöhe etwas mit der Infektionsresistenz zu tun hat (BAYNE-JONES). HÖRING sieht in der *Zuckerverarmung* der Gewebe eine Hauptbedingung für die diabetische Infektionsdisposition. Auch diese aus der allgemeinen Diabetestheorie abgeleitete Vorstellung ist unbewiesen.

Die bisher unerklärte Neigung des Diabetikers zur Arteriosklerose und *Gangrän* mag die Infektionsneigung geringgradig unterstützen, ist aber kein wesentlicher Grund. Man denke zum Vergleich nur an die trophoneurotische Gangrän (s. Abschnitt Nerven), die eine auffällig geringe Tendenz zu ernsteren infektiösen Prozessen hat.

Eine vorher noch nicht berichtete Beobachtung zum Problem machte HORSTER. Er fand beim pankreaslosen Hund Staphylokokken-*keime länger im Gewebe* histologisch nachweisbar als beim Normaltier.

Außerdem führten auch *nichtinfektiöse Reize*, z. B. Terpentinölinjektion, zu stärkeren Einschmelzungen als bei den Kontrollen.

Bei Würdigung aller bisherigen Kenntnisse ist auch heute noch zu sagen: Die Tatsache der schlechten Infektionsabwehr bleibt ursächlich unklar. Wir können wenigstens — außer der an vielerlei Körperfunktionen nachweisbaren Gesamtschädigung Diabetes — keinen Einzelfaktor für die Abwehrschwäche bei Infekten des Zuckerkranken abgrenzen.

Erfolgreiche *therapeutische* Anwendungen von *Insulin* bei Infektionskrankheiten — ohne Diabetes — als spezifische Hormonwirkung auf das Infektionsgeschehen sind unbekannt. Die verschiedenartigsten infektiösen und nicht infektiösen Hauterkrankungen — wie Furunkel, Phlegmone, Verbrennungen, Ulcera cruris — sollen auf Insulin gut reagieren. Genauere Zusammenhänge eines solchen „Stoßes in das endokrine System" sind unbekannt.

Beim **Basedow** sind interkurrente Infekte selten und prognostisch günstig (HÖRING). Die gute Hautdurchblutung und Lungenventilation wird als mögliche *Ursache* diskutiert. Wir wissen, daß der gesamte Gefäß-Bindegewebe-Apparat beim Basedowiker auch durch nichtinfektiöse Reize, z. B. Ultraviolettstrahlen, stärker reizbar ist und eher eine Entzündung zur Infektabwehr in Gang setzt. Das phagocytäre Vermögen von Exsudat-Leukocyten wird durch Schilddrüsenexstirpation herabgesetzt und durch Implantation oder Zufuhr von Inkreten gehoben (ASHER, FLEISCHMANN). Da die freßträgen Leukocyten des thyreopriven Tieres in vitro bei Thyreoidinzusatz die Phagocytose steigern, wird eine direkte Hormonwirkung angenommen. Bei den verschiedensten Infektionskrankheiten im Experiment und beim Menschen soll eine Schilddrüsentherapie günstig wirken. Im Tierversuch konnte bei Peritonitis, Phlegmone, Empyem u. a. bewiesen werden, daß die Schilddrüse aktiv an der Bekämpfung der Allgemeininfektion teilnimmt. Trotz Gewichtszunahme verliert sie hierbei bis zu 50% ihres Jodgehaltes (COLE und WURMAK). Auch bei vielen menschlichen Infektionskrankheiten wurde eine Aktivierung der Schilddrüse beobachtet (Literatur bei HÖRING).

Bei **Mangelzuständen der Schilddrüse** zeigt sich in klinischen und experimentellen Untersuchungen — in Parallele dazu und als beweisende Kontrolle — eine Minderung der Infektionsresistenz (HÖRING).

Bei Unterfunktion der Nebennieren werden in der Regel Mark und Rinde gleichzeitig betroffen. Diese in ihrer vollen Ausprägung als **Morbus Addison** bezeichnete Störung wird meist durch eine Nebennierentuberkulose hervorgerufen. Hierbei ist die Infektionsresistenz allgemein herabgesetzt. (Ausgedehnte Literatur zur Klinik und experimentellen Bearbeitung bei Höring.) Der Verlauf dieser Krankheit ist charakterisiert durch eine rasche Ausdehnung infektiöser Prozesse und eine große Neigung zu Kollapsen. Die Ursache der klinisch sicher festgestellten Minderung der Infektionsresistenz beim Morbus Addison ist unbekannt. Der Mangel an Nebennierenhormon führt zu so starker Veränderung des gesamten biologischen Gleichgewichtes des Organismus, daß man hieraus auch die Störung der Infektionsabwehr ableiten möchte (s. jedoch Simmondssche Kachexie unten). Es scheint nichts darüber bekannt, ob und wie im einzelnen das Eindringen und die Vermehrung der Erreger und ihre humorale oder celluläre Abwehr direkt hormonal verändert sind. Die Kenntnis von der besonderen Anfälligkeit des Addisonkranken führte zur Anwendung des Nebennierenhormons als Therapie bei Infektionskrankheiten. Außer bei der Diphtherie — in Verbindung mit dem Vitamin C — hat sie keine größere praktische Bedeutung erlangt. Die Widerstandsfähigkeit von Versuchstieren gegen mancherlei Infektionen — auch gegen Eiterkokken — wurde durch Nebennierenextrakte keinesfalls so regelmäßig und überzeugend geändert, daß hier eine Verbesserung der Infektionsabwehrlage durch die Hormonzufuhr angenommen werden kann. Dies beweisen die Befunde von Scott, Singer, Papilian.

Bei der *Simmondsschen Kachexie* besteht ein Funktionsausfall der Hypophyse durch Tuberkulose, Tumor oder Sklerose. Auch bei dieser endokrinen Störung entsteht eine schwerste Kachexie beim bis dahin vollkommen gesunden Menschen. Im Gegensatz zum Addison ist jedoch trotz Reduzierung des Allgemeinzustandes keine Infektionsabwehrschwäche feststellbar (Höring). Dies ist ein Beweis dafür, daß der Allgemeinzustand allein nichts auszusagen braucht über die Infektionsdisposition.

Bei einem anderen hypophysären Krankheitsbild, der *Cushingschen Krankheit,* wird über eine besondere Anfälligkeit für eitrige Hautinfektionen, Erysipel, Furunkel, Phlegmonen und überhaupt für „Banalinfekte" berichtet. (Tabellarische Übersicht über Einzelfälle bei Höring.) Eine Großzahl der Patienten geht an septischen Erscheinungen zugrunde (W. Brunner). Bei dieser komplizierten endokrinen Krankheit finden sich schwerste pathologisch-physiologische Störungen, Fieber, Schwitzunfähigkeit, Hyperglykämie. Daneben bestehen tiefgehende Veränderungen an der Haut (Striae), am Skeletsystem (Osteoporose), am Gefäßsystem (Endangitis). Bei einer so allgemeinen Störung des gesamten Körpers ist auch eine Schädigung der für die Infektabwehr bedeutsamen Apparate wahrscheinlich. Eine eingehendere Untersuchung gerade dieser Seite der Cushingschen Krankheit wäre interessant.

Bei sonstigen, in bekannteren Krankheitsbildern faßbaren, hormonalen Störungen wie bei der parathyreopriven Tetanie, dem Status thymolymphaticus, der Dystrophia adiposo-genitalis, der Akromegalie und dem Diabetes insipidus ist nichts über eine Änderung der Infektionsabwehrlage bekannt.

Zusammenfassung.

Eine hormonale Beeinflussung der Infektionsresistenz oder -disposition ist bei epidemischen Infektionskrankheiten unbekannt. In der Chirurgie haben wir es nicht mit solchen entscheidenden Erregerwirkungen von außen zu tun. Hier entstehen aus alltäglichen inneren oder äußeren latenten oder „banalen" Infektionen Krankheitsprozesse, oder der Körper bleibt trotz Keimanwesenheit gesund. Auf dieses labile Gleichgewicht läßt sich bei einzelnen Infektionsprozessen ein Hormoneinfluß nachweisen.

Zur Klärung dieser Frage wurde zuerst die *Geschlechtsdisposition* untersucht. Es findet sich bei der Cystitis, Pyelitis, Cholecystitis, Pneumokokkenperitonitis und beim Schweißdrüsenabsceß eine erhöhte Krankheitsneigung der Frau und bei der Furunkulose und Osteomyelitis eine größere Krankheitsbereitschaft des Mannes. Diese Besonderheiten der Frau finden ihre Erklärung in der speziellen Anatomie und Physiologie des Weibes. Es ist hierbei auch eine besondere Hormonwirkung auf das Infektionsterrain wahrscheinlich, die im Geschlechtszyklus der Frau deutlich wird. Die Konstitution des weiblichen Organismus im Wechsel der Geschlechtsfunktionen und ihre Beziehung zur Infektionsabwehr verdienen eingehendere Untersuchung. Die Neigung des Mannes zur Furunkulose ist durch eine stärkere Erregerexposition allein nicht befriedigend erklärt. Für das starke und sicher festgestellte Überwiegen der Osteomyelitis beim Manne fehlt bisher eine Deutung. Die auffällige Parallelität in der Geschlechtsdisposition der Furunkulose und Osteomyelitis weisen auf die Bedeutung der Staphylokokkeninfektion der Haut als Keimquelle für die Osteomyelitis hin.

Bei der Untersuchung der Beziehungen der *Infektionsabwehrlage* zu menschlichen *endokrinen Krankheiten* zeigte sich: Auch schwere Störungen der Hormonregulation können ohne den Einfluß auf die Infektionsdisposition sein (Parathyreoprive Tetanie, Status thymolymphaticus, Dystrophia adiposo-genitalis, Akromegalie, Diabetes insipidus). Bei einzelnen anderen Krankheiten der Drüsen mit innerer Sekretion liegt eine bestimmte Beeinflussung der Infektionsdisposition vor. Eine Minderung der Infektionsresistenz bei Diabetes, Addison, Myxödem und beim Cushing, eine Verbesserung der Abwehrlage bei der SIMMONDSschen Kachexie und beim Basedow. In welcher Art hier die endokrine Störung die Infektionsdisposition oder -resistenz beeinflußt, ist unbekannt. Es ist nicht zu sagen, ob neben komplizierten Störungen vieler Körperregulationen eine spezifische Hormonwirkung auf einen bestimmten Anpassungsfaktor vorliegt. Infektionsversuche am Tier unter Einwirkung einzelner Hormone ergeben uncharakteristische Ergebnisse. Von Hormonen als Therapie bei Infektionsprozessen in der Chirurgie ist bisher kein wesentlicher Erfolg berichtet.

Literatur.

ASHER: Biochem. Z. 147, 410 (1924). — Klin. Wschr. 1924, 308.

BAYNE-JONES: Bull. N.Y. Acad. Med. 12, 278 (1936). — BINGOLD: Handbuch der inneren Sekretion. Leipzig 1933. — BRUNNER, C.: Handbuch der Wundbehandlung. Stuttgart 1926. — BRUNNER, W.: Dtsch. Z. Chir. 249, 188 (1938).

COLE u. WOMAK: J. amer. med. Assoc. 90, 1274 (1928); 92, 453 (1929).

DUNKMANN: Erg. Chir. 32, 527 (1939).

ELLINGER: Strahlenther. 1935, Sonderb. 20.

FLEISCHMANN: Pflügers Arch. 215, 1227. — FRANKE, C.: Erg. Chir. 7, 671. — FUHS-KUMER: Dermatologie. Wien 1943. — FUSS: Erg. Chir. 26, 320 (1933).

GELLER: Münch. med. Wschr. 1940, 1110. — GERSON: Berl. derm. Ges. 2 (1897). — GÖTZE: Inaug.-Diss. Berlin 1910. — GRAFE u. TROPP: Handbuch der inneren Medizin, Bd. 6/II, S. 406. Berlin 1944. — GREEN and SHANNON: Arch. Surg. (Am.) 32, 462 (1936). — GÜNTHER: Z. menschl. Vererb. u. Konstit.lehre 25, 629 (1942).

HINSELMANN: Klin. Wschr. 1925, 2346. — HÖRING: Erg. inn. Med. 52, 336 (1937). — HOFF: Der Schwangerschaftsureter. Stuttgart 1943. — HOFMANN: Berl. klin. Wschr. 1916, 1219. — HORSTER: Arch. klin. Med. 176, 502 (1934).

JAITHE: Mschr. Kinderhk. 84, 247 (1940). — JERUSALEM: Wien. klin. Rdsch. 1902, 44. — JONSSON: Acta med. scand. (Schwd.) Suppl. 100. — JOSLIN: Zit. nach GRAFE u. TROPP.

KESTERMANN: Dtsch. Z. Chir. 257, 478.

LÄWEN u. BURCKHARDT: In KIRSCHNER-NORDMANN, Die Chirurgie. Berlin 1942. — LAUBER: Bruns' Beitr. 154, 613 (1932). — LAUCHE: Handbuch der pathologischen Anatomie und Histologie, Bd. 9/IV, S. 1. 1939. — LENHARTZ: 25. internat. Kongr. Wien 1908. — LÖWENSTEIN: Dtsch. Arch. klin. Med. 76, 93 (1903).

MARBLE u. Mitarb.: J. clin. Invest. (Am.) 17, 423 (1938). — MATTHAES: Erg. Chir. 33, 261 (1939). — MESSALONGA: Zit. nach HÖRING. — MOEN and REIMANN: Arch. int. Med. (Am.) 51, 789 (1933). — MÜLLER, E. F.: Münch. med. Wschr. 1926, 2; 1928, 50.

NECKER: Handbuch der Urologie, Bd. III, S. 690. 1928. — NOVÀK, V.: Erg. Chir. 31, 83 (1938).

PRASS: Dtsch. Z. Chir. 236, 644 (1932).

RÄTHÄ: Acta paediatr. (Schwd.) 19, 433. — RICHARDSON: J. clin. Invest. (Am.) 12, 1143 (1933). — RIEBOLD: Münch. med. Wschr. 1940, 810.

SCHEIDEMANTEL: Dtsch. med. Wschr. 1908, 31. — SCHICKÉLÉ: Erg. inn. Med. 15, 542 (1917). — SCHLOSSBERGER: Handbuch der Physiologie, Bd. 13. S. 561. — SEITZ: In STOECKELs Geburtshilfe. Jena 1943. — STOECKEL: Lehrbuch der Geburtshilfe. Jena 1943. — STORK: Die Zahl in der Orthopädie. Stuttgart 1930. —

Stürmer: Dtsch. med. Wschr. 1948, 26. — Suter: Handbuch der Urologie, Bd. 3, S. 803. 1928.

Tachau: Handbuch der Haut- und Geschlechtskrankheiten, Bd. 9/II, S. 359. 1934. — Trommsdorf: Arch. Hyg. (D.) 58. Ref. Zbl. Bakter. usw. 32, 439 (1902).

Virchow: Zit. nach Epstein. — Z. Tbk. 72, 383 (1935).

Walter, Kjeld: Ugeskr. Laeg. (Dän.) 1941, 1086. — Wolf: Strahlenther. 71, 192 (1942). — Wolfsohn: Neue Deutsche Chirurgie, Bd. 31. 1924.

6. Nerven und Psyche.

Bei den meisten akuten Infektionskrankheiten beobachtet der Arzt täglich gleichartige Symptome. Es zeigen sich gesetzmäßig ähnlich Fieber, Puls-, Blutbild-, Stoffwechsel-, Atmungs- und viele andere Veränderungen, die unabhängig von der Natur des infizierenden Keimes immer wieder auftreten. Die Auslösung dieser verschiedensten Erscheinungen im ganzen Körper unabhängig vom Sitz des infektiösen Prozesses wird allgemein erklärt durch irgendwelche Reize, die beim Kontakt — Erreger-Organismus — an das vegetative Nervensystem angreifen und durch Störung dieser zentralen Steuerungseinrichtung des Körpers zu so zerstreuten, aber bei allen Infekten gleichartig beobachteten klinischen Bildern führen.

Bei der Überwindung einer Infektionskrankheit lassen sich in diesen Veränderungen 2 Gruppen erkennen, die sich nacheinander zeigen und bei allen Infekten mehr oder weniger vollständig ausgebildet werden. In der 1. Phase bestehen Symptome, die durch Überwiegen des *Sympathicus* gekennzeichnet sind, Fieber, Leukocytose, Acidose und Blutdruckanstieg. In der 2. Phase erfolgt oft vor der endgültigen Erreichung der Normallage ein Ausschlag zur *parasympathischen* Seite mit Fieberabfall, lymphatischer Tendenz, Anstieg der Alkalireserve und Abfall des Blutzuckers. Hoff spricht von einer *„vegetativen Gesamtumschaltung"*. Er zeigt, daß dieser polare Wechsel in den vegetativen Funktionen ein Grundsteuerungsprinzip des lebenden Organismus ist, das nicht nur bei der Abwehr einer Infektionskrankheit vorliegt. Eine übergeordnete vegetative Regulation und Gegenregulation hilft uns auch, das wechselnde Bild mancher anderer Krankheiten erklären, z. B. Basedow und Myxödem und Fettsucht und Magerkeit. Schnell und günstig heilende Infektionskrankheiten zeigen diese vegetativen Reaktionen in reinster Form. Störungen im Heilverlauf gehen mit Störungen der vegetativen Allgemeinerscheinungen einher, z. B. Fehlen der Leukocytose bei der Agranulocytose und mangelndes Fieber beim zögernd heilenden Infekt. Wir beobachten die Einwirkung des Infektionsgeschehens auf das vegetative Nervensystem mit dem Auftreten der immer wieder feststellbaren ähnlichen Veränderungen. Diese klinischen Symptome bei Infekten sind uns gut bekannt und in ihrer pathologischen Physiologie vielfältig studiert. Wir wollen in der vorliegenden Untersuchung umgekehrt fragen: Gibt es eine Einwirkung des Nervensystems auf das Infektionsgeschehen, und welches ist seine Bedeutung dafür, ob und in welcher Art ein Organismus bei Keimanwesenheit erkrankt ? „Die Regulationen im Organismus sind immer gegenseitig" (SIEBECK). Die Hypophyse reguliert das Ovarium und dieses wieder die Hypophyse, das Stammhirn wirkt auf die Organe und diese wieder auf jenes zurück. Infektionsprozesse beeinflussen regelmäßig das vegetative Nervensystem und, so dürfen wir von vornherein erwarten, das Nervensystem auch die Entwicklung und den Verlauf einer Infektionskrankheit.

Als Ausgangspunkt unserer Untersuchung diene eine Betrachtung des ***örtlichen Selbstschutzes des gesunden ungeschädigten Gewebes*** gegenüber bakteriellen Einflüssen. Hierunter soll nicht der Entzündungsschutz verstanden werden, der etwas ganz anderes ist, und bei dem schon ein Reiz durch den Erreger und eine morphologisch faßbare Reizbeantwortung von seiten des Organismus vorliegen. Wir sehen im gesunden Körper vielfältigste latente Keimbesiedlungen, z. B. auf der Haut und den Schleimhäuten, im Mund, im Darm usw. Diese Gewebe werden in der Regel durch die auf ihnen lebenden „pathogenen" Erreger nicht angegriffen. Die Keime „reizen" nicht und führen nicht zur Entzündung. Ein solcher Anpassungszustand ist eine vitale Eigenschaft der betreffenden Zellkomplexe und der direkte Ausdruck ihrer Lebensenergie und Leistungsfähigkeit. Alle Gewebe stehen unter den wechselnden Einflüssen des vegetativen Nervensystems. Diese Einflüsse können eine Verringerung der Durchblutung, eine Änderung der Permeabilitätsverhältnisse und des Wassergehalts der Zellen und Veränderungen im Stoffwechsel bewirken. Mit all diesem erfolgt eine Herabsetzung aller Zelleistungen der bis dahin funktionell hochwertigen Gewebe. Solche Änderungen führen zur Verminderung der gesunden Anpassung auch für die dauernd vorhandenen Infektionserreger (E. F. MÜLLER). Diese Verhältnisse seien an einigen Beispielen erläutert. Wir kennen das Auftreten eines Herpes labialis, etwa nach einer fieberhaften Colierkrankung des Nierenbeckens, beim septischen Abort oder bei der Menstruation. Hierfür hat man nervöse Umstellungen in der Blutverteilung verantwortlich gemacht (E. F. MÜLLER). Die abdominelle Blutfülle der primär veränderten Organe führt über eine vegetativzentrale Umsteuerung zur relativen Anämie der Peripherie und damit zur Permeabilitätssteigerung und verminderten Funktionsfähigkeit des Hautgewebes. Der lokale Selbstschutz der Haut gegen das schon vorher latent vorhandene Herpesvirus geht verloren. Vermehrte Darminfekte im Sommer sind sicher oft Folge der gesteigerten Exposition in dieser Zeit. E. F. Müller deduziert darüber hinaus eine gesteigerte Infektionsbereitschaft des Darmes bei Hauthyperämie durch Wärme und daraus folgender relativer Anämie des Darmes. Peripherie und Splanchnicusgebiet scheinen in ihrer autonomen Regulierung so eng voneinander abhängig, daß bei geringster Änderung im Splanchnicusgebiet eine entgegengesetzte Einstellung im Hautorgan erfolgt und umgekehrt. Die nervöse Fehleinstellung zeigt sich zuerst in Durchblutungsstörungen, an die sich dann komplizierte Zellveränderungen anschließen, deren Endergebnis verminderte Funktion auch in bezug auf die Anpassung an den pathogenen Erreger ist. Im Sinne dieser gegensätzlichen, vegetativ nervösen Einstellung gehören Zunge, Speicheldrüse, Mundschleimhaut und Respirationstractus zum Hautorgan (E. F. Müller) und stehen dem Splanchnicusgebiet gegenüber. Wir müßten demnach bei chirurgischen Eingriffen an den Abdominalorganen durch Hyperämie des Splanchnicusgebietes eine nervös gesteuerte relative Anämie der Peripherie finden. Pawlow zeigte schon, daß allein durch Laparotomie und Vorziehen einer Darmschlinge reflektorisch eine Herabsetzung oder völliges Versiegen der Speichelbildung eintreten kann. Diese Verhältnisse können vielleicht nach Bauchoperationen das Auftreten eines Soor auf der Zunge und die postoperative Parotitis und Pneumonie *mit* erklären, plötzliche Erkrankungen durch vorher schon vorhandene und bis dahin harmlose Erreger.

Nach Ricker beginnt auch die *Appendicitis* mit einer nervös ausgelösten Kreislaufstörung am bis dahin gesunden Wurmfortsatz. Hieraus entwickelt sich eine anämische Nekrose und dann eine infektiöse Gangrän unter Mitwirkung der erst jetzt zur Wirkung kommenden normalen Flora des Appendixlumens. Ricker stellt dieser These Aschoffs Auffassung gegenüber, der den Beginn der Appendicitis in einem primär infektiösen Schleimhautschaden sieht und die Gangrän als Folge einer infektiösen Phlegmone beurteilt.

Eine massivste Störung des örtlichen Selbstschutzes des gesunden Gewebes gegenüber bakteriellen Einflüssen durch Veränderungen am Nerven sieht der Chirurg häufig bei den sog. „*trophischen Ulcera*". Er beobachtet z. B. eine Neurokeratitis paralytica nach Zerstörung des Ganglion Gasseri, chronische Geschwürsbildungen bei Verletzungen der peripheren Nerven, Ulcerationen insbesondere als „Decubitus" bei Rückenmarksverletzung, das Malum perforans bei der Tabes und Gangrän nach angiospastischen Neurosen. Bei den meisten dieser Geschwürsbildungen spielen äußerliche Schädlichkeiten, die sonst ohne krankhafte Folgen vertragenen alltäglichen Umgebungseinflüsse eine gewisse Rolle. Die örtliche Beschränkung des Decubitus auf die gedrückten Gewebspartien demonstriert uns z. B. die Wichtigkeit des

Druckfaktors. Die oft bestehende Anästhesie kann die Wirkungsmöglichkeit äußerer Schädlichkeiten unterstützen, weil der Schmerz als Wächter der Gesundheit fehlt. Aber die wesentliche Bedingung der trophischen Geschwüre liegt sicherlich nicht in Schmerzlosigkeit und äußeren physikalischen Einflüssen, sondern scheint wesentlich durch eine Verringerung der Widerstandskraft des Gewebes infolge uervöser Einflüsse bedingt. Hierdurch verändert sich auch das Anpassungsverhältnis dieser Gewebe gegenüber den ubiquitären Keimen schlagartig. Auf dem jetzt anfälligen Gewebskomplex entsteht ein Geschwür, dessen Charakter durch Infektionserreger mitgeprägt ist. Das geschädigte Gewebe kann sich z. B. beim Decubitus nach Querschnittslähmung von der Haut aus infizieren, infektiöse Prozesse können aus der Umgebung dorthin fortgeleitet werden, oder es können sich hämatogene Keime in den minderwertigen Gewebspartien ansiedeln. Alle diese Formen belegt DIETRICH mit Beispielen. Die Infektion beim trophischen Geschwür verläuft in der Regel trotz des lokalen Zellschadens lokal begrenzt und auffällig gutartig.

Wir wollen nicht eingehender den widerstreitenden Ansichten nachgehen, worin die Natur des *Nerveneinflusses beim trophischen Ulcus* besteht. Uns interessiert hier in erster Linie die Frage der Infektion, die durch Nerveneinflüsse in Gang kommt. Für die Erklärung der trophischen Geschwüre besteht eine *„vasomotorische Theorie"*, die der Störung der Gefäßinnervation die wesentliche Rolle zuschreibt. Seit SAMUEL (1860) haben Kliniker und Physiologen auf Grund der Beobachtungen bei solchen Ulcera besondere *„trophische Nervenfunktionen"* gefordert, deren anatomisches Substrat bis heute strittig ist. Eine hervorragende Bedeutung gewann die *„Theorie der Reizung"*, nach welcher von einem geschädigten oder erkrankten Gebiet irgendwo im Körper chronisch zentripetale Reize ausgehen (bei peripheren Nervendurchtrennungen z. B. in Form von Neuromen). Diese Reize führen nach Art eines Reflexes ihrerseits wieder nervös ausgelöste Gewebsveränderungen in der Peripherie herbei, die auch an anderer Stelle als dem Ort der Primärerkrankung liegen können (LERICHE, BRÜNING u. a.). Das Ulcus kann selbst zum Quell der zentripetalen Reize werden und sich in Form eines Circulus vitiosus selbst unterhalten.

Die Schule des russischen experimentellen Pathologen SPERANSKI hat derartige Dystrophien in vielen Experimenten untersucht. Nach Reizung eines peripheren Nerven durch einen Tropfen Crotonöl oder durch Einlegen eines formalingetränkten Wattebausches in einen ausgebohrten Zahn oder nach zentraler Reizung durch Einpflanzung einer Glaskugel in die Gegend des Hypothalamus entstehen in der Peripherie sehr mannigfaltige und zerstreute *„neurodystrophische Gewebsstörungen"*, Conjunctivitis, Hornhautgeschwüre, Herpes labialis, tiefe Lippenulcera, Paradentose, Alveolarpyorrhoe, nomaähnliche Mundprozesse, Lungenentzündung, Magen- und Darmulcera, Appendicitiden u. a. m. Pathogene Erreger nehmen an solchen Gewebsveränderungen teil. Sie sind aber nicht der entscheidende Ausgangspunkt der Erkrankung, sondern die vorher latent vorhandenen, harmlosen Keime entwickeln sich sekundär auf dem primär nervös geschädigten Gewebe. SPERANSKI entwickelt aus seinen Experimenten die große allgemeine Bedeutung neurodystrophischer Prozesse für die gesamte Pathologie. Nach seiner Lehre können irgendwelche funktionellen oder organischen Störungen an irgendeinem Punkte des Nervensystems zum „Starter" eines neurodystrophischen Prozesses werden. Als Antwort des gereizten Nervensystems können sich dann trophische Veränderungen lokalisiert oder zerstreut im ganzen Körper bilden. Eine *Latenzzeit* bis zum Eintritt dieser Erscheinungen und eine Bereitschaft zu Rezidiven sind typisch für derartige nervös ausgelöste Prozesse. Bei den Infektionskrankheiten sind die Erreger entweder nur „*Indicatoren*" eines neurodystrophischen Prozesses, z. B. beim Decubitus zeigen sie nur eine Schädigung des Gewebes an; oder sie können auch „*Initiatoren*" von Neurodystrophien sein, z. B. beim Tetanus. Nach SPERANSKIs, an Experimenten erläuterter Theorie erfolgt beim Tetanus am Ort der Infektion eine Erregung des peripheren Nerven. Nach diesem Start entwickelt sich dem allgemeinen Schema des neurodystrophischen Prozesses folgend das Krankheitsbild des Tetanus, auch ohne daß Toxin zum Zentralnervensystem vordringt. Als spezifisch sieht SPERANSKI nur den Beginn des Tetanus durch den Erreger als „Initiator" an. Die Ursache der Krankheitssymptome wandelt sich mit der Entwicklung des Prozesses und liegt später nicht mehr im Keim, sondern im selbsttätig weiterlaufenden Prozeß. (Weiteres Schrifttum zur Frage der trophischen Geschwüre siehe *ältere Arbeiten* im Handbuch der allgemeinen Pathologie von ERNST, Bd. III/5 und MARCHAND, Bd. IV/1; *neuere* Arbeiten im Handbuch der inneren Medizin, 1943.)

Den Schutz z. B. der normalen Haut gegenüber den latent darauf vorhandenen pathogenen Keimen dürfen wir nicht allein in der mechanisch wichtigen Epidermis oder in ihrem Säuremantel sehen. Die Widerstandsfähigkeit der Schleimhaut beruht nicht nur in einem mechanisch reinigenden Säftestrom und in besonderen bakteriolytischen Stoffen, wie sie etwa in der Tränen- und Speichelflüssigkeit nachweisbar sind. Das *gesunde* Gewebe ist an vielen Körperstellen so an die *pathogenen* Bakterien angepaßt, daß es in der Regel nicht zur Infektionskrankheit kommt. An obigen Beispielen wurde gezeigt, wie oft schon durch geringe Störungen der nervösen Regulation diese normale Gewebsvitalität und Resistenz verlorengeht. Dann kommt es zum Eindringen der krankmachenden Keime ins Gewebe und zur Entzündung als Antwort des Organismus auf den jetzt als Reiz empfundenen Erreger.

Der Zusammenhang zwischen *Entzündung und Nervensystem* ist in so vielen Veröffentlichungen untersucht worden, daß es unmöglich ist, im Rahmen dieser Arbeit darauf im einzelnen einzugehen. Eine eingehendere Entwicklung dieses Problems siehe bei STARKENSTEIN, MARCHAND. Nach letzterem verstehen wir unter Entzündung eine Reihe örtlicher Vorgänge an den Gefäßen und Geweben, welche nach Einwirkung von Schädlichkeiten, insbesondere auch infektiöser Art, in gesetzmäßiger Weise verlaufen und im günstigen Falle zur Beseitigung der Schädigung und dadurch zur Heilung führen. Kliniker und Pathologen haben eine Unzahl von Beobachtungen über irgendwelche Einflüsse der Nerven auf derartige Vorgänge mitgeteilt. RICKER hat diese Beziehung ähnlich wie der Russe SPERANSKI zum Kerngedanken der allgemeinen Pathologie gemacht. RICKER betont, daß von irgendeinem Reiz getroffenen Zellen nicht für sich selbsttätig reagieren, daß zwischen Gewebsvorgängen, Blutgefäßen und Nervensystem eine enge Verknüpfung besteht und daß Reize eine Entzündung, zeitlich gesehen, immer primär über Veränderungen im Nervensystem einleiten.

Es sind sehr auffällige Beeinflussungen von Entzündungen durch Eingriffe an den Nerven verläßlich beschrieben worden, von denen nur einzelne Beispiele genannt seien. MAGENDIE stellte schon 1824 fest, daß nach Durchschneidung des Trigeminus zwischen Ganglion Gasseri und Pons am unempfindlichen Auge durch Applikation von Ammoniak im Gegensatz zur Kontrolle auf der gesunden Seite keinerlei Entzündung entstehe. SPIESS konnte durch Lokalanästhesie das Entstehen einer örtlichen Entzündung nach verschiedensten Reizen, z. B. paravenöser Salvarsaninjektion, verhindern. PÁYR hat nach dem Vorschlage SAMUELs bei gleichmäßiger Verbrennung beider Beine nach Leitungsanästhesie an der unempfindlichen Extremität eine raschere und komplikationslosere Heilung erreicht. Durch Vagotomie im Halsgebiet einer Katze kann man nach Phosgenverätzung auf der operierten Seite die Lunge vor Entzündung bewahren (LAQUEUR und MAGNUS). Bei Durchschneidung der sensiblen Nerven war das Ultraviolett-Erythem am Kaninchenohr verringert (ROTHE). Dagegen verliefen die verschiedenartigsten entzündlichen Hautreaktionen am Kaninchenohr nach cervicaler Sympathektomie stärker als auf der normalen Vergleichsseite (BIBERSTEIN).

Während eine Regulation der Entzündung durch das Nervensystem sicher ist, scheint eine richtige Beurteilung des Maßes und eine klare Deutung der Natur des Nerveneinflusses auf die Entzündung bisher nicht möglich; siehe hierzu auch LUBARSCH. Die Beziehung zum Nervensystem scheint bisher nicht eindeutig geklärt, selbst bei so einfachen

Modellentzündungen wie dem Ultraviolettstrahlen-Erythem oder der durch mechanische Reize hervorgerufenen Dermographie (Literatur bei L. R. Müller).

Auch die für eine Erklärung des Infektionsverlaufes besonders wichtige *allergische Entzündung* wird wesentlich durch das Nervensystem beeinflußt. Der Kliniker beobachtet allergische Erkrankungen gehäuft bei Menschen mit labilem vegetativen Nervensystem und bei all diesen Krankheiten, wie Asthma, Colitis mucosa, Serumkrankheit, Heufieber usw. stehen parasympathicotonische Steigerungen oft im Vordergrund. Man hat deswegen von einer „allergischen Vagotonie" gesprochen. Bei der Allergie spricht nicht nur eine periphere Antigen-Antikörperreaktion eine Rolle, sondern es ist eine zentralnervöse Beeinflussung dieses Vorganges anzunehmen (HOFF). Wahrscheinlich ist das Zwischenhirn an dieser Steuerung maßgebend beteiligt. Dem Chirurgen ist die Verhinderung der Serumkrankheit bei Injektion des Heilserums in Narkose bekannt. Durch Narkotica und andere vegetativ wirkende Medikamente kann im Experiment eine Abschwächung oder vollkommene Unterdrückung des anaphylaktischen Schocks erreicht werden. Operative Ausschaltung des Zwischenhirns verhindert anaphylaktische Reaktionen beim sensibilisierten Meerschweinchen. ICKERT hat z. B. für die Tuberkuloseinfektion im einzelnen gezeigt, wie der Entstehung des tuberkulösen Krankheitsbildes vom Zwischenhirn gesteuerte allergische Reaktionen zugrunde liegen. Die gesteigerte Erregbarkeit des Zentralnervensystems läßt die allergisch sich auswirkende Infektion zeitgerafft und überwertig beantworten.

Auch bei der örtlichen allergischen Entzündung sind nervöse Einflüsse erkennbar. Die allergische Gewebsreaktion verläuft nach Lähmung der Vasoconstrictoren stürmischer. Bei Anwesenheit des Antigens in der Blutbahn wird die allergische Entzündung vorzugsweise in den sympathicusgelähmten und vaguserregten Gewebsbezirk hinein lokalisiert (KLINGE, KAYSERLING, LEUPOLD u. a.). Im Experiment wird das ARTHUSsche Phänomen durch Narkotica abgeschwächt. Der durch Denervation atrophische quergestreifte Muskel, nicht die bei Sehnendurchschneidung atrophische Muskulatur, verliert die Fähigkeit zur allergischen Entzündung (LASOVSKY und WYROPAJEW). Bekanntlich behält die von jeder zentralnervösen Verbindung getrennte, sensibilisierte glatte Muskulatur, z. B. der überlebende Uterus oder Darm eines vorbehandelten Meerschweinchens in Ringerlösung (SCHULZ-DALEscher Versuch), die Möglichkeit zur allergischen Reaktion bei Kontakt mit dem Antigen. In diesen, vom Körper getrennten, glatt muskulären Organen sind noch vegetative Nervenknoten und Verzweigungen überlebend. Wenn man auch diese nervöse Steuerung lähmt durch

Chloralosezusatz zur Ringerlösung, bleibt die allergische Reaktion auch der glatten Muskulatur aus.

Die *in Antikörpern faßbaren Abwehrkräfte* des Organismus gegenüber Infektionen und ihre vegetativ-nervöse Beeinflussung sind besonders gut studiert. Es seien deswegen die wichtigsten Ergebnisse hierüber mitgeteilt, obgleich die in Antikörpern faßbare Besonderheit der Säfte für die Formgestaltung chirurgischer Infektionsprozesse weniger bedeutsam erscheint (s. Einleitung). Fast jede Störung des vegetativen Nervensystems führt zu Änderungen im Antikörpergehalt. Diese Frage ist experimentell an den verschiedensten Tieren mit vielerlei Methoden bei Antitoxinen, Agglutininen, Komplement, Präcipitinen, Hämolysinen u. a. geprüft worden (eingehende Literatur darüber bei FREI). Aus den bisherigen Versuchen läßt sich kein einheitliches Bild über die Zusammenhänge zwischen vegetativem Nervensystem und Antikörpergehalt gewinnen. Fast alle experimentellen Veränderungen am Nervensystem wurden pharmakologisch durch Adrenalin, Acetylcholin, Pilocarpin, Atropin und ähnliche Stoffe vorgenommen. Hierbei ist zu berücksichtigen, daß die strenge Selektivität Sympathicus-Parasympathicus dieser Substanzen bestritten wird, und daß die Ansprechbarkeit der Tiere bei Vorbehandlung mit einem Antigen schon wechseln kann. BÉLAK und seine Mitarbeiter haben solchen Problemen viele Experimente gewidmet. BÉLAK faßt seine Ergebnisse zusammen: Die Immunstoffe sind in ihrer Beziehung zum vegetativen Nervensystem in zwei Gruppen einzuteilen. Die 1. Gruppe sind die echten Abwehrstoffe, welche immer schon — auch ohne Erregergegenwart — präformiert anwesend sind wie Alexine, Opsonine, Komplement usw. Sie stehen unter Sympathicusförderung und Parasympathicushemmung. Zur 2. Gruppe gehören die spezifischen Antikörper, die immer erst als Antwort auf ein Antigen nach einer Frist gebildet werden, Antitoxine, Präcipitine, Agglutinine, Lysine usw.; diese stehen unter Parasympathicusförderung und Sympathicushemmung.

In andersartigen Versuchen über Antikörperbildung bei Hunden mit durchschnittenem Halsmark stellte BOGENDÖRFER fest, daß Antikörperbildung noch erfolgt, wenn das Halsmark 30 Min. nach der Antigenapplikation durchschnitten wird, nicht bei Durchschneidung 1 Min. nach der Immunisierungsinjektion. Er folgert daraus, daß die Bildung der Antikörper im Retikuloendothelialsystem durch zentralnervösen Reiz nur eingeleitet wird und nach Ausschaltung des Zentrums spontan weitergeht.

Auch *die celluläre Infektabwehr* durch das leukocytäre Organ läßt eine nervöse Beeinflussung erkennen. Beim infektiösen Prozeß ist aus alltäglicher Erfahrung die besondere Bedeutung der neutrophilen Leukocyten, *Mikrophagen*, bekannt. Sie sind auf Grund ihrer großen Beweglichkeit, ihrer Freßtätigkeit und des Fermentreichtums besonders geeignet, Infektionserreger aufzunehmen und zu vernichten. Das sympathicusreizende Adrenalin führt regelmäßig zu Hyperleukocytose (FREI). Die als Vagusreiz aufgefaßte Pilocarpininjektion ruft eine Lymphocytose hervor, die Angaben über letzteres sind jedoch ziemlich wechselvoll (HOFF und FREI). Alle nervösen Gefäßreize führen zur Änderung in der Leukocytenverteilung. Jede Gefäßerweiterung führt zur auffälligen Ansammlung von Leukocyten, jede Gefäßverengerung zur Leukocytenverminderung in dem veränderten Stromabschnitt. Auch die physiologischen Tagesschwankungen und die Änderungen der Leukocytenzahl bei der Verdauung, bei Muskelarbeit und nach Hautreizen sind als komplizierter Gefäßreflex anzusehen. Der Einfluß zentralnervöser Regulationen auf die Produktion und Verteilung der neutrophilen Leukocyten zeigt sich an vielen experimentellen und klinischen Beobachtungen (HEILMEYER).

Es besteht ebenso eine nervöse Beeinflussung der *Makrophagen* oder Monocyten. Nach Adrenalin und auch nach Pilocarpin, also durch irgendeinen Reiz am vegetativen Nervensystem, wird eine Steigerung der Carminspeicherung in Knochenmark, Milz und Leber gefunden (PAPILIAN und JIANU). Dagegen konnten LETTERER und BOGENDÖRFER durch Halsmarkdurchschneidung und pharmakologische Ausschaltung des Sympathicus durch Gynergen keinen Einfluß auf die Trypanblauspeicherung nachweisen. METALNIKOW fand nur bei Verkochung des 3. Thorakalganglions, nicht bei Zerstörung anderer Ganglien, ein Sinken des phagocytotischen Indexes bei bestimmten Raupen.

Bisher wurden die Nerveneinflüsse auf die Einzelelemente der Infektionsabwehr untersucht. Jetzt soll *die nervöse Steuerung* des komplizierten *Infektionsprozesses als Ganzes* untersucht werden. Die Unklarheiten über die Natur des Nervenfaktors in den vielen Beobachtungen zu dieser Frage erlauben keine Beurteilung der Art des nervösen Einflusses. Die bisherigen Ergebnisse sollen in ihrer Zuordnung zu chirurgischen Infektionskrankheiten mitgeteilt werden.

Nerveneinflüsse auf die *Wundinfektion* lassen sich in einer Reihe von Experimenten deutlich erkennen. Setzt man bei Kaninchen beiderseits einen Hautdefekt bestimmter Größe, entfernt darauf auf der einen Seite des Ganglion cervicalis superior, dann bleibt die Wunde auf der operierten Seite im Gegensatz zur Kontrollseite ohne Ganglionexstirpation frei von einer Infektion durch banale Umgebungskeime. Der p_H-Wert der Wunde der operierten Seite bleibt neutral oder leicht alkalisch, und die Wunde vernarbt schneller (JUNG). Wenn Hunden die A. femoralis auf einer Seite geschält wird, und an beiden Oberschenkeln mit Staphylokokken beimpfte Wunden angelegt werden, dann reinigt sich die Seite mit periarteriellem Eingriff schneller als die

Kontrollseite (Schönbauer und Whitaker). Liek zitiert ältere Versuche zur Frage Nerven und Infektion. Seine eigenen Experimente über die Wirkung der *Sympathicusdurchschneidung* auf die Wundinfektion sind wenig eindeutig. Ähnliche Eingriffe am Gefäßnervensystem zur Bekämpfung *menschlicher* Infektionskrankheiten wurden unternommen z. B. bei der chirurgischen Tuberkulose von Läwen und bei pyogenen Infektionen von Ahrens u. a. Nach *pharmakologischer Reizung* des Sympathicus durch Ephetonin subcutan fand Frei eine Herabsetzung der Widerstandsfähigkeit von Meerschweinchen gegen Bacillen des malignen Ödems, aber eine Resistenzerhöhung gegen Tuberkulose. Durch chronische Reizung des Parasympathicus mittels Acetylcholin-Physostigmin erzielte er eine Steigerung der Resistenz gegen Rauschbrand. Auch nach Ansicht von Frei lassen seine Versuche keine endgültige Beurteilung zu. Er vermutet irgendeine unspezifische Reizwirkung auf das neurovegetative System.

Beim Menschen sah Spiess nach Anwendung von *Lokalanaesthetica* bei mannigfaltigen lokalen Infektionen, Angina, Kehlkopftuberkulose, Furunkulose u. a., eine günstige Wirkung. Leriche konnte durch intraarterielle Novocaininjektion eine Entzündung oder Infektion verhüten, aber durch Infiltration der Gewebe mit Anaesthetica auch einen ruhenden Infekt aufwecken. Das Erysipel durch Lokalanästhesie günstig zu beeinflussen, haben Wehner und Nicolas versucht. Günstige Wirkungen bei Novocaininfiltration pyogener Infektionsprozesse sahen noch Meyer, Wilms, Cervenansky, Turbin u. a.

Bei allen Novocaininfiltrationen ist eine *unspezifische Reizwirkung* so bedeutend, daß ihr Einfluß neben der Anästhesie sicher nicht auszuschließen ist. Daneben unterbricht das Novocain die Leitung der peripheren Nerven und bewirkt hierdurch eine radikale *Störung der nervösen Gefäßregulation*. Ricker und Breslauer haben die komplizierten Verhältnisse bei Zirkulationsstörungen auf eine äußere Schädlichkeit, nach Lokalanästhesie, im einzelnen geschildert. Ob und in welcher Art die Anästhesie „*trophische Nervenfunktionen*" verändert, und welche Beziehungen hier zur Infektionsabwehr bestehen, scheint unbekannt.

Haberland behandelte das Problem Nerven und Wundinfektion durch sehr ausgedehnte Untersuchungen bei Mäusen mit Ozaena und Meerschweinchen mit Mäusetyphus. Zur Alteration des Nervensystems wandte er Adrenalin, Pilocarpin, Physostigmin, Atropin, Biersche Stauung, heißes und kaltes Wasser, Elektrisieren, Aufspannen auf ein Brett, Hypnose, Urethan und Äthernarkose an. Eine Klarheit dieser Experimente wird durch die beträchtlichen Unterschiede in der natürlichen Resistenz der verschiedenen Versuchstiere, gemessen an ihrer Überlebenszeit nach Infektionen bei den nichtbehandelten Kontrollen, gestört. Es zeigen sich aber ganz auffällige, große Unterschiede bei den behandelten und bei den Kontrolltieren, besonders bei einer Störung der nervösen Verhältnisse durch Adrenalin, BIERsche Stauung oder Narkose. Diese Versuche zeigen die großen Schwierigkeiten, aber auch Wege zur weiteren experimentellen Bearbeitung des Problems.

Ebenso wie die Gesetzmäßigkeiten einer neurogenen Modifikation nichtinfektiöser Entzündungsprozesse unklar blieben, so sind alle bisherigen Beobachtungen zum Problem Wundinfektion und Nerveneinfluß noch unbefriedigend. Sie lassen insbesondere kein abschließendes Urteil zu über die Frage, wann ein Nerveneinfluß den Infektionsprozeß fördert, und wann er hemmt. Beides kommt offenbar vor. Gegenüber den Feststellungen von SPIESS u. a. über die lokale Resistenzerhöhung durch Anästhesie berichten WOLFSOHN u. a. über Beobachtungen am Menschen, wo Empfindungslosigkeit die Disposition zur Wundinfektion erhöht.

Es bestehen eine Reihe von Untersuchungen über Beziehungen des Nervensystems zu *Infektionen des Bauchraumes*. Der Beginn der *Appendicitis* besteht nach RICKER in einem sog. nervösen Vorspiel, z. B. der Nabelgegend oder des Ganglion coeliacum, dem abnorme Reizungen beliebiger Darmabschnitte zugrunde liegen können. Im Gefolge der hierbei auftretenden Gefäß- und Muskelnervenreize erleidet der Wurmfortsatz Veränderungen der Blut- und Lymphzirkulation mit Stase und Exsudation von Entzündungszellen. FISCHER und KAISERLING konnten experimentell eine hyperergische Appendicitis hervorrufen durch Injektion des Antigens in die Lymphgefäße eines sensibilisierten Kaninchens. Ihre histologischen Befunde setzen sie in Parallele zur menschlichen Appendicitis. Auch bei diesen experimentellen Untersuchungen fanden sich als sekundär zur Wirkung kommende „Erreger" der Wurmfortsatzentzündung die gewöhnliche Appendixflora. Eine Beschleunigung aller entzündlichen Reaktionen zeigte sich durch Lähmung der Vasoconstrictoren nach Ausschaltung vegetativer Zentren im Ganglion coeliacum. Entleerungsstörungen durch vagotonische Spasmenbereitschaft hat WESTPHAL beobachtet und als Dispositionsmoment zur Appendicitis angesehen. Bei der Wurmfortsatzentzündung fand REISCHAUER gehäuft ein CHVOSTEKsches Phänomen. Er schließt hieraus auf eine primär vegetativ-nervöse Störung, die er als erste Ursache in der Entwicklung der Infektionskrankheit ansieht. REISER, SUNDER-PLASSMANN, STÖHR jr. fanden als anatomische Substrate der nervösen Komponente bei der Appendicitisgenese degenerative Prozesse im vegetativen Nervensystem exstirpierter Wurmfortsätze.

NEMENOW u. a. studierten den Einfluß des vegetativen Nervensystems auf die *Darmflora* bei decerebrierten Katzen vor und nach

Reizung des vegetativen Nervensystems durch Pilocarpin. Es ergaben sich schroffe Veränderungen in der Darmflora, für welche Peristaltik oder ungleiche Schichtung im Darm als Ursache von den Verfassern ausgeschlossen werden.

Als entscheidende Regulation des Organismus bei der *Bauchfellentzündung* kennen wir die Verklebungsfähigkeit des Peritoneums, die Exsudation von Entzündungszellen und die Resorptionskraft des Bauchfells. STAHNKE und HARA haben die wesentliche Beeinflussung dieser Resorptionskraft durch das vegetative Nervensystem experimentell gezeigt. Die Wirkung des Nervensystems auf die experimentelle Peritonitis machten BUSCHMAKINA und PIGALEW und MANENKOW in interessanten Versuchen deutlich. Wenn bei Kaninchen eine doppelseitige Vagotomie direkt am Ösophagus vorgenommen und 3—4 Wochen nach dieser Operation das Bauchfell durch Staphylokokken infiziert wurde, dann blieben alle vagusoperierten Tiere am Leben. Sämtliche Kontrollkaninchen ohne Nervenoperation nur mit Probelaparotomie überlebten die Infektion nur Stunden oder einige Tage. Es fand sich also eine Resistenzerhöhung gegen den peritonealen Infekt durch Vagotomie, obgleich im ganzen die Lebenskraft der Tiere durch diesen Eingriff geschwächt war. Wenn die Kaninchen 2—3 Tage nach der Vagotomie statt erst nach Wochen infiziert wurden, dann gingen sie genau so schnell ein wie die Kontrollen ohne Eingriff am Nerven. In älteren Untersuchungen konnten FRIEDLÄNDER und STREHL bei Durchschneidung des N. vagus oder Exstirpation des Plexus coeliacus keine Änderung des Verlaufes einer experimentellen Bauchfellentzündung feststellen.

Bei der *Tetanusinfektion* drängt uns das klinische Bild, enge Beziehungen zum Nervensystem zu suchen. Es wurde früher allgemein angenommen, daß von der Infektionsstelle aus das Tetanustoxin, irgendwie die peripheren Nerven als Leitschiene benutzend, zum Zentralnervensystem vordringt und durch Zellvergiftung dort die allgemeinen Symptome des Tetanus hervorruft. Diese Vorstellung ist wahrscheinlich unrichtig. Bis heute bestehen sehr viele Unsicherheiten und ungelöste Probleme in der Pathogenese des Tetanus, speziell in der Frage nach der Natur des Angriffes des Tetanusgiftes am Nerven, eingehende Literatur darüber bei H. SCHMIDT. In der Klinik beobachtet der Chirurg, wie die verschiedenartigsten Nervenreize, Licht, Geräusche usw. die Krampfanfälle beim Tetanus provozieren können. Als Therapie bewährt sich am besten eine Einwirkung auf das Nervensystem, Narkose in den verschiedensten Formen. Oben wurde schon auf die Untersuchungen der russischen Schule (SPERANSKI) zum Tetanusproblem hingewiesen. Auf diese Experimente soll deswegen näher eingegangen werden, weil sie die allgemeine Auffassung SPERANSKIs

zur Frage Infekt/Nervensystem im Rahmen seiner „Neuralpathologie‟
zeigen, und weil sie eine besondere Theorie für die ja noch ungeklärte
Wirkung des Tetanustoxins auf das Nervensystem darstellen. Seit
MEYER und RANSONs Untersuchungen wurde eine Aufwärtswanderung
des Tetanustoxins im motorischen Nerven angenommen. Als Beweis
hierfür galt unter anderem, daß durch Injektion von Antitoxin im
Nerven proximal von der Eintrittsstelle des Toxins eine Tetanuserkrankung verhindert werden kann. Die Russen teilen mit, daß der
Ausbruch der Erkrankung ebenso verhindert werden konnte, wenn sie
statt Antitoxin normales Serum, ja selbst wenn sie echtes Tetanustoxin proximal der Impfstelle in den zugehörigen Nerven einspritzten.
Nach ihnen ist das Tetanusgift vorzüglich geeignet, einen Erregungsvorgang im peripheren Nerven in Gang zu setzen. Für die weitere
Ausbreitung dieses Erregungsvorganges im Nervensystem ist das
Tetanustoxin nicht mehr von wesentlicher Bedeutung. Durch einen
zweiten zusätzlichen Nervenangriff, z. B. Serum, Toxin oder Novocain,
in den primär vom Tetanustoxin gereizten Nerven konnten sie den
spezifischen Erregungsvorgang unterbrechen. Das Tetanusbild blieb
aus, ohgleich das Toxin im Nerven fortwanderte und durch Injektion
eines Nervenabschnittes als Emulsion bei Mäusen nachgewiesen werden
konnte. Ein mehrere Tage abgeklungener lokaler Tetanus, wie er sich
z. B. bei der Katze erreichen läßt, wurde durch ein zusätzliches Nerven-
trauma, z. B. Galleninjektion in das Ganglion cervicale superior oder
in den Ischiadicus, wieder in Gang gebracht. Die SPERANSKI-Schule
erklärt diese Befunde so: Das Tetanusgift setzt einen „neurodystrophi-
schen‟ Prozeß im Nervensystem in Gang (Initiator). Dieser Prozeß
breitet sich auch ohne das Toxin aus. Er kann durch einen zweiten
Reiz unterbrochen und auch wieder aufgeweckt werden; ähnlich wie die
Durchschneidung eines peripheren Nerven einmal ein trophisches
Ulcus als Folge hervorrufen, und dieselbe Nervendurchschneidung ein
anderes Mal dieses neurogene Geschwür heilen kann. Das spezifische
Antiserum kann seine Heilwirkung nur entfalten, wenn es das Toxin
absättigt, bevor es den nervösen Erregungsvorgang in Gang gesetzt
hat. Unsere Narkoseheilmaßnahmen sind nach SPERANSKI keine symp-
tomatische Therapie, sondern ein Mittel, das die Tetanuserkrankung
ursächlich, nämlich den selbständig weiterlaufenden Erregungsvorgang
im Nervensystem, angreift.

Der russische Forscher ISRAELSON berichtet neuerdings zusammenfassend über experimentelle Arbeiten seiner Schule zum Problem der
Regulation eines Infektionsprozesses durch das vegetative Nervensystem beim Tetanus, der Tuberkulose, der Syphilis, den Staphylo-
kokkeninfektionen u. a. Nach ihm kann das vegetative Nervensystem
infektiöse Reaktionen des Organismus aktivieren und bremsen. Bei

den meisten Erkrankungen wurde bei Durchschneidung des Vagus im Halsteil kurz vor der Infektion der ganze Prozeß beschleunigt, bei Entfernung des Ganglion oervicale superior verlangsamt.

Wir fragen uns, ob auch *psychische Veränderungen,* wie wir sie z. B. im Kriege oder vor operativen Eingriffen bei unseren Patienten beobachten, wesentliche *Einflüsse auf das Infektionsgeschehen* haben können. GOETHE sagt zu ECKERMANN (1829): „Die Pestkranken aber hat Napoleon wirklich besucht, und zwar, um ein Beispiel zu geben, daß man die Pest überwinden könne, wenn man die Furcht zu überwinden fähig sei. Und er hat recht! Ich kann aus meinem eigenen Leben ein Faktum erzählen, wo ich bei einem Faulfieber der Ansteckung unvermeidlich ausgesetzt war, und wo ich bloß durch einen entschiedenen Willen die Krankheit von mir abwehrte. Es ist unglaublich, was in solchen Fällen der moralische Wille vermag! Er durchdringt gleichsam den Körper und setzt ihn in einen aktiven Zustand, der alle schädlichen Einflüsse zurückschlägt." R. MÜLLER lehnt eine solche von GOETHE ausgedrückte psychische Resistenz gegen Infektionskrankheiten radikal ab mit dem Hinweis, daß gegen Cholera, Gonorrhoe und Syphilis draufgängerische Furchtlosigkeit keinesfalls Schutz gewähre. Niemand will solches wohl heute ernstlich behaupten bei derartig regelmäßig und ausschlaggebend krankmachenden Keimen, wie z. B. Gonorrhoe und Syphilis. Dem Kliniker drängt sich aber die Frage eines psychischen Einflusses auf Infektionsprozesse dann auf, wenn ein labiles Gleichgewicht zwischen Erreger und Organismus besteht. Wenn wir, wie so oft in der Chirurgie, den Eindruck haben, daß ein wenig mehr auf der Seite des Organismus oder des pathogenen Keimes erst eine Infektionskrankheit entstehen läßt oder über Leben und Tod des Patienten entscheidet, dann stellen wir die Frage auch nach der Bedeutung seelischer Einflüsse auf die Infektionskrankheit. Manche Krankengeschichte legt uns das Bestehen eines solchen Einflusses nahe.

Es sei kurz untersucht, inwieweit so etwas bisher analysierbar ist. Wir sehen täglich an vielen Beispielen eine direkte Beeinflussung der *vegetativen Funktionen* durch psychische Erlebnisse, z. B. das Rotwerden aus Scham, das Schwitzen aus Angst, die Beschleunigung der Darmperistaltik durch Aufregung usw. Angstvorstellungen vor dem Examen oder vor Operationen äußern sich klar in einer Sympathicuswirkung mit Tachykardie, Blutdrucksteigerung, Hyperglykämie und Leukocytenanstieg (DOBREFF und TOMOFF). Nach dieser deutlichen Verbundenheit zwischen vegetativem Nervensystem und Psyche und nach der vielfältigen, oben dargestellten Beeinflussung eines Infektes durch das vegetative Nervensystem ist eine Wirkung seelischer Faktoren auf das Infektionsgeschehen schon als sehr wahrscheinlich anzusehen. Die psychische Beeinflussung der *allergischen Entzündung* als gut überschaubares Modell einer Entzündung durch äußere Schädlichkeiten gibt uns hier wichtige Hinweise. Die allgemeine Reaktionsbereitschaft und der allergische Anfall sind in ihren Grundlagen rein somatisch durch Sensibilisierung und Antigenkontakt bedingt. Psychische Reize können die Manifestation der allergischen Reaktion erleichtern oder erschweren durch Erregbarkeitsänderungen des autonomen Nervensystems. Allergische Anfallsfragmente ohne Antigenkontakt sind sicher beobachtet. Stets sind solchen psychogenen Anfällen echte, durch Antigenkontakt ausgelöste Anfälle vorhergegangen. Der früher unbedingte Reflex verläuft später als bedingter Reflex, z. B. Asthmaanfall bei Anblick einer Bananenpappreklame bei echter Bananenallergie (HANSEN). Wir kennen in Analogie hierzu die örtliche „*hysterische Entzündung*", das Auftreten von Brandblasen nach Suggestion u. a. m.

Einige wenige Untersuchungen liegen vor über die psychische Beeinflussung der *Blutantikörper*. Depressive Affekte setzen den Opsonin- und Agglutiningehalt des Blutes herab (HEILIG und HOFF). METALNIKOW untersuchte den Einfluß bedingter Reflexe auf die Antikörperbildung. Er applizierte Versuchstieren mehrfach ein bakterielles Antigen zusammen mit einem äußeren Sinnesreiz, z. B. Kratzen des Ohres oder Glockenschellen. Später wurde dann die Glocke ohne Impfspritze allein geläutet, und es erfolgte doch Antikörperanstieg. METALNIKOWs Ergebnisse wurden von KOPELOFF und POSSELT auf Grund neuer Experimente bestritten. KHRENINGER und GUGGENBERG untersuchten die Wirkung von Schreckreizen an 1000 weißen Mäusen. Gesunde Mäuse können durch akustische Schreckreize allein getötet werden. Frisch infizierte Tiere zeigten auf geringe akustische Signale eine Erhöhung der Infektionsresistenz. Bei *starken* akustischen Reizen ergab sich eine verstärkte Disposition zur infektiösen Erkrankung. In Bacillenträgerversuchen gelang es regelmäßig, durch akustische Signale die *latente Infektion* zur tödlich verlaufenden Infektionskrankheit aufzuwecken. Die für alle Infektionsprozesse wichtigen Resorptionsverhältnisse werden durch psychische Einwirkungen wesentlich verändert. MÉZES zeigte dieses an der erstaunlichen *Resorptionsbeschleunigung* einer Kochsalzhautquaddel durch Angst oder Schmerzreize.

HABERLAND berichtet, wie *am Menschen* lustbetonte Erlebnisse bei schweren Infektionen die Wendung zum Guten einleiten können. Er beobachtete exakter den Versuch eines „Fakirs", der sich mit absichtlich durch Faeces und Straßenschmutz gründlich infizierten Nadeln den Unterarm zwischen Radius und Ulna durchstach, ohne eine Entzündung zu bekommen. Derselbe Fakir berichtete über eine einmalige schwere Infektion nach diesem häufig ohne Komplikationen ausgeführten Experiment, als einmal seine autosuggerierte Gefühllosigkeit durch einen störenden Zwischenfall bei der Vorstellung plötzlich wegblieb.

Etwas Ähnliches wurde neuerdings vor einem Gremium von Ärzten der Baseler Universität demonstriert und genauer untersucht (MASSINI und UNDRITZ). Die Versuchsperson ließ sich berufsmäßig viele Male mit einem unsterilen Florett den ganzen Thorax durchbohren mit sicheren Lungen- und Mediastinalverletzungen und wahrscheinlich auch Verwundungen des Herzens, ohne daß Entzündungen oder Schmerzen auftraten. Solche Schaustellungen werden auch von Eingeborenen aus den verschiedensten Teilen der Welt berichtet. Allen diesen Experimenten gemeinsam ist Schmerzlosigkeit in einem hypnoseartigen Zustand der Versuchsperson und Fehlen einer Wundinfektion trotz Verletzung mit unsterilen Instrumenten.

Für die „*Psychogenie*" organischer Krankheiten gibt v. WEIZSÄCKER Beispiele und Erklärungen. Nach ihm ist so etwas gerade bei Infektionsprozessen zu erwarten. Weniger ein einmaliges Erlebnis, als eine länger dauernde, fixierte, „verkehrte", seelische Einstellung kann entscheidend zur Auslösung des infektiösen Prozesses führen und richtunggebend seinen Verlaufen bestimmen.

Vieles ist uns über die Zusammenhänge Psyche und Infektion sicher noch unklar. Aber die mitgeteilten Darlegungen zeigen, daß derartige Verknüpfungen möglich sind und nicht ohne weiteres geleugnet werden können. Dem Kranken innere Ruhe, Ausgeglichenheit und Schmerzlosigkeit zu vermitteln, ihm vor allen Dingen seine Angst zu nehmen, sind alte, gute Heilmaßnahmen bei unseren Wundbehandlungen und Operationen. Sie dürften wertvoll sein auch zur Verstärkung der Infektionsresistenz.

Literatur.

AHRENS: Zbl. Chir. **1925**, 11.

BELÁK: Klin. Wschr. **1939**, 472. — BIBERSTEIN: Ref. Ber. Physiol. **124**, 490. — BOGENDÖRFER, L.: Arch. exper. Path. (D.) **126**, 378 (1927). — BUSCHMAKINA u. PIGALEW: Z. exper. Med. **63**, 117 (1928).

CERVENANSKY: Ref. Z.org. Chir. **1939**

DIETRICH, A.: Virchows Arch. **226**, 17 (1919). — DOBREFF u. TOMOFF: Z. exper. Med. **84**, 695 (1932). — DOERR, R.: Handbuch der pathogenen Mikroorganismen, Bd. I. Berlin 1927.

EPPINGER u. HESS: v. Noordens Slg klin. Abh. **1910**, Nr 9/10.

FISCHER u. KAISERLING: Zbl. Chir. **1936**, 1220. — FREI, W.: Erg. Path. **34**, 191, 645 (1939). — FRIEDLÄNDER: Arch. klin. Chir. **72**, 116 (1904).

GELINSKI, E.: Zbl. Chir. **1920**, 1435.

HABERLAND, H. F. O.: Münch. med. Wschr. **1926**, 1389. — HANSEN, K.: In BERGER und HANSEN, Allergie. Leipzig 1940. — HARA, X.: Biochem. Z. **1926**, H. 4—6. Ref. Zbl. ges. Chir. **1922**, Nr 37. — HEILIG u. HOFF: Klin. Wschr. **1928**, 2057. — HEILMEYER, L.: Im Lehrbuch der speziellen pathologischen Physiologie.

Jena 1944. — Hoff, F.: In L. R. Müller, Lebensnerven. 1931. — Steuerungs-einrichtungen des Organismus. Leipzig 1934. — Dtsch. med. Wschr. 1944, 87.
Ickert, F.: Handbuch der Tuberkulose. Leipzig 1943. — Israelson, M. Z.: Mikrobiol. Ž. (Russ.) 1940, 79. Ref. Ber. Physiol. 124, 229.
Jung, A.: Strasbg méd. 88, 221 (1928).
Kaiserling: Virchows Arch. 301, 111 (1938). — Dtsch. med. Wschr. 1937, 469. — Khreninger u. Guggenberg: Arch. Hyg. (D.) 109, 333 (1933). — Klinge, F.: In Berger-Hansen, Allergie. Leipzig 1940. — Kopeloff and Posselt: J. Immunol. (Am.) 29, 359 (1935).
Laqueur u. Magnus: Z. exper. Med. 13, 31 (1921). — Lasovsky et Wyro-pajew: Ann. Anat. Path. 15, 357 (1938). — Leriche, R.: La Chirurgie à l'ordre de la vie. Paris 1944. — Letterer u. Bogendörfer: Arch. exper. Path. (D.) 157, 251 (1930). — Leupold: Frankf. Z. Path. 52, 392 (1938). — Liek, R.: Arch. klin. Chir. 135, 393 (1925). — Lubarsch: Verh. dtsch. path. Ges. 19, 3 (1923).
Magendie: Zit. nach Marchand. — Manenkow, P. W.: Z. exper. Med. 66, 338 (1929). — Marchand, F.: Handbuch der allgemeinen Pathologie, Bd. IV/1. Leipzig 1924. — Massini u. Undritz: Schweiz. med. Wschr. 1947, 1370. — Metalnikow, S.: Rôle du système nerveux et du facteur biologique et physique dans l'immunité. Paris 1934. — Meyer, A. W.: Zbl. Chir. 1920, 974. — Mézes, Zs.: Z. exper. Med. 113, 493 (1944). — Müller, E. P.: Münch. med. Wschr. 1926, 387; 1928, 2127. — Müller, E. P. u. Petersen: Verh. dtsch. Ges. inn. Med. 42, 580 (1930). — Müller, L. R.: Lebensnerven. Berlin 1931. — Müller, R.: Lehrbuch der Hygiene, Bd. II. München-Berlin 1944.
Nemenow, Kupalow u. Mitarb.: Z. exper. Med. 99, 429 (1936). — Nicolas, L.: Zbl. Chir. 1920, 250.
Papilian et Jianu: C. r. Soc. Biol. 98, 60 (1928). — Payr, E.: Zbl. Chir. 1920, 21. — Pawlow: Pflügers Arch. 16, 272 (1878).
Reily, Compagnon u. Mitarb.: Le rôle du système nerveux en pathologie rénale. Paris 1942. — Reischauer, F.: Bruns' Beitr. 148, 283 (1930). — Ricker, G.: Pathologie als Naturwissenschaft. Berlin 1924. — Dtsch. Z. Chir. 202, 125 (1927). — Rothe: Pflügers Arch. 218, 418 (1927).
Schmidt, H.: Grundlagen der spezifischen Therapie. Berlin 1940. — Schön-bauer u. Whitaker: Mitt. Grenzgeb. Med. u. Chir. 38, 500 (1925). — Shimura, K.: Virchows Arch. 251, 160 (1924). — Siebeck, R.: Dtsch. med. Wschr. 1944, 543. — Speranski, A. D.: A basis for the theory of medicine. International Publishers New York 1935. — Spiess, G.: Münch. med. Wschr. 1906, 345. — Klin. Wschr. 1923, 128. — Stahnke: Arch. klin. Chir. 146, 1 (1927). — Stöhr, jr.: Ärztl. Wschr. 1946, 8. — Strehl: Arch. klin. Chir. 75, 711 (1905).
Turbin, V. V.: Arch. biol. Nauk. (Russ.) 52, 88 (1938).
Wehner, E.: Zbl. Chir. 1920, 569. — Weizsäcker, v.: In Individualpatho-logie. Jena 1939. — Studien zur Pathogenese. Wiesbaden 1946. — Westphal: Dtsch. med. Wschr. 1934, Nr 14/16. — Wilms: Bruns' Beitr. 98, 608 (1916). — Wolfsohn: Neue Deutsche Chirurgie, Bd. 31. 1924.

7. Ernährung und Stoffwechsel.

„Der Mensch ist das, was er ißt." Läßt sich dieser Satz auch auf die Infektionsabwehrlage anwenden? Daß eine mangelhafte Kost die Infektionsresistenz schwächt, ist eine in allen Kriegs- und Not-zeiten erprobte alte Erfahrung, die wir auch nach unseren ärztlichen

Beobachtungen bestätigen möchten. Wie sehr diese Frage jedoch für die allgemeine Infektionslehre problematisch ist, soll kurz dargelegt werden. Aus vielen Mitteilungen sollen mit kritischer Beschränkung die Ernährungseinflüsse auf chirurgische Infektionsprozesse untersucht werden. Diese Darstellung ist aus Systematikgründen in quantitativ und qualitativ unzureichende Ernährungsverhältnisse gegliedert. Es muß aber betont werden, daß jede der Menge nach unzureichende Kost immer auch in ihrer Zusammensetzung sehr fehlerhaft ist, so daß sich praktisch beides stets kombiniert.

Bei vielen Ernährungsstörungen hat man den Einfluß auf die Infektionsdisposition zu beweisen oder zu erklären versucht, aus Einwirkungen auf den Antikörperbestand des Blutes. Auf solche Beziehungen zu humoralen, in vitro faßbaren Immunstoffen wird hier gar nicht eingegangen, weil sie für die Infektionsresistenz und -disposition, wenigstens im Bereich der Chirurgie, keine wesentliche Rolle spielen. Außerdem sind viele derartige Beobachtungen sehr widersprechend berichtet (Literatur bei EHRISMANN). Der Beweis für Beziehungen zwischen Ernährung und Infekt muß durch Beobachtungen von Infektionsprozessen am lebenden Organismus geführt werden.

Führt jeder *Hungerzustand* zu einer allgemeinen Verminderung der Abwehrkraft bei Infektionskrankheiten? Nach den bisherigen *Tierversuchen* (SCHLOSSBERGER) ist das nicht zu bejahen. Zum Beispiel bewirkte Hungern eine Resistenz für Milzbrand bei Tauben nnd Hühnern, nicht bei Ratten. Umgekehrt verstärkte Nahrungsentzug die Widerstandskraft von Hunden und Kaninchen gegen Pneumokokken und Coli. Die Resistenzminderung durch Hungern bei Tauben erfolgte nicht gegen Pneumokokken usw. Diese Experimente zeigen nach Keimart und Tierspezies ganz wechselnde Resultate. Die allgemeine Versuchsanordnung, besonders auch die Hungerdauer, sind so verschieden, daß keine generellen Schlüsse hieraus gezogen werden können. Unsere ärztlichen Erfahrungen über Beeinflussungen der Infektionsresistenz *beim Menschen* sind sehr eindrucksvoll beim bekannten Beispiel der *Tuberkulose*. Hier nimmt die allgemeine Sterblichkeit bei ungefähr gleichen Ansteckungsverhältnissen genau mit dem Rückgang der Calorienzahl der Nahrung zu (KAYSER-PETERSEN). Die Häufung der „chirurgischen Tuberkulose" geht der allgemeinen Tuberkulose hierbei parallel (WOLFSOHN). Die Gefahren langdauernden, extremen Hungerns liegen anscheinend weniger in einer vermehrten Anfälligkeit gegen Infekte aller Art, sondern eher in einem schwereren und komplikationsreicheren Verlauf bei allen ausgebrochenen Infekten. Wenn eine Gesamtbevölkerung hungert, treten nicht neue Epidemien auf, sondern die Sterblichkeit an endemisch vorhandenen Infektionskrankheiten, z. B. Tuberkulose oder Malaria, nimmt zu (KISSKALT).

Bei den *Infektionsprozessen der Chirurgie* haben wir es auch mit einem Anpassungsverhältnis des Körpers an dauernd vorhandene Erreger zu tun. Läßt sich auch hier der Einfluß der Hungerernährung auf die Infektionsdisposition feststellen? Solche präzisen Beobachtungen, wie die Tuberkuloseforschung sie liefert, bestehen in der Chirurgie zu diesem Problem nicht. Bei der *Furunkulose* wird ein resistenzmindernder Einfluß der Unterernährung als sicher angenommen. Bei dieser Erkrankung fragen wir ganz besonders nach Ursachen, warum trotz ubiquitärer Anwesenheit von Staphylokokken auf der Haut nur einzelne Personen an Furunkulose erkranken. Neben dem Diabetes ist nur noch der Einfluß der Unterernährung auf die Furunkulose hinreichend bewiesen. Nach TACHAU sind alle anderen diskutierten Dispositionsfaktoren unsicher. Die Neigung zu pyogenen Prozessen wurde am Kriegsende 1918/19 (WOLFSOHN) und 1945/46 (PETERMANN, FROMME u. a.) wieder beobachtet. Bei starker Zunahme von Phlegmonen, Furunkeln, Erysipel und V-Phlegmonen in diesen Jahren fand FROMME keine Zunahme der Osteomyelitis.

Als Folge der Nachkriegsunterernährung teilte AXHAUSEN 1946 das gehäufte Auftreten von *Noma* mit. Diese schwere putride Mundinfektion befällt besonders entkräftete und verwahrloste Kinder. Die Therapie besteht in erster Linie nicht in lokalen Maßnahmen, sondern in einer Hebung des Ernährungszustandes. Auch der in der jetzigen Nachkriegszeit und in früheren Notzeiten beobachtete „*Darmbrand*" scheint hierher zu gehören. Es liegt hierbei eine tiefgehende Entzündung meist des oberen Dünndarms vor, die wahrscheinlich durch pathologische Auswirkung der normalen Darmflora oder durch abnormale, nicht spezifische, im Dünndarm ortsfremde Keime hervorgerufen wird. Unzureichende Ernährung scheint hier eine besonders wichtige Krankheitsbedingung zu sein (FROMME, DORMANNS, KLOOS, EDELHOFF u. a.).

Daß Hungern bei Infektionsprozessen auch *günstig* wirken kann, haben alte und moderne „Naturärzte" behauptet. Diese Erfahrung läßt sich auch in Tierversuchen stützen. Die richtige Dosierung und die Wirkungsart von Hungerprozeduren sind unklar und fragwürdig. SAUERBRUCH fiel die günstige Wirkung des Hungerns auf bei verschiedenen pyogenen Infekten. Aus diesen klinischen Erfahrungen entwickelte er mit HERRMANNSDORFER eine Heildiät, auf die unten näher eingegangen wird.

Die *Appendicitis*-Häufigkeit ging im kriegführenden und hungernden Deutschland in den Jahren 1914/18 deutlich zurück, die Erkrankungskurve stieg aber in den besser ernährten europäischen Ländern, z. B. der Schweiz, weiter an (BAURMANN). Ähnliche Beobachtungen wurden 1945/46 in Deutschland gemacht, wo die Appendicitismortalität in diesen Jahren deutlich absank (REDECKER, FROMME). WESTPHAL interpretiert derartige Beobachtungen durch Herabsetzung der Entzündungsbereitschaft bei knapper, eiweißarmer Ernährung.

Ein *länger dauernder Nahrungsmangel* führt wohl in jedem Fall zur Verminderung der Abwehrkraft. Worin die schädigende Wirkung einer stärkeren Unterernährung liegt, ist im einzelnen nicht zu sagen. Ein solcher Hungerzustand führt zu so vielfältigen Störungen des Gesamtkörpers, Acidosis, Ödem, Bremsung der Schilddrüsensekretion, Schädigung der Lymphdrüsenfunktion usw., daß ein Mitbetroffensein der Infektabwehr einleuchtet. Der direkte Zusammenhang nur eines Faktors, etwa der Acidose, mit der Infektionsresistenz ist unbewiesen.

Ob eine dauernde *Überernährung* die Infektionsresistenz verändert, darüber liegen präzise Anhaltspunkte nicht vor. Jede Überernährung bringt immer auch eine qualitativ falsche Zusammensetzung mit sich. Fettleibigkeit führt bekanntlich leichter zu infektiösen Wundheilungsstörungen auf dem Boden von Fettgewebsnekrosen. Jeder Fettleibige neigt nach HÖRING in besonderem Maße auch zu Allgemeininfektionen.

Die Untersuchung der Ursachen der Widerstandslosigkeit bei einer Hungerernährung führt zur Frage nach dem *Einfluß einzelner Nahrungsbestandteile.* Das *Brustkind* erhält mit der Muttermilch nicht nur eine hervorragend dem Säuglingsorganismus angepaßte Nahrung, sondern dazu spezifische Immunstoffe. Die Bedeutung des *Kohlenhydrat-, Eiweiß-* und *Fett*anteil für die Infektionsresistenz ist an manchem Beispiel demonstrabel, aber nicht so geklärt, daß ein allgemeines Urteil hierüber möglich wäre. Reine Kohlenhydratkost führt beim Kleinkind — trotz Gewichtszunahme — durch vermehrten Wasseransatz zu stärkerer Infektgefährdung. Bei Hunden führt eine kohlenhydratreiche Diät zu schwererem Verlauf von pyogenen Hautinfektionen als bei kohlenhydratarmen und fettreichem Futter (PILLSBURG, KULCHAR). Bei der Furunkulose des Menschen hat man zu kohlenhydratreiche Kost als Dispositionsmoment diskutiert und Zuckereinschränkung als Therapie vorgeschlagen. Für die Appendicitishäufigkeit soll das Sinken des Celluloseanteils in der Nahrung (SHORT), die Fettzunahme mit stärkerer Entwicklung der Lymphapparate (SETTLER, LEFHOLZ) und eine zu reichliche Eiweißkost (SPERK) Bedeutung haben. Fleischfresser sollen gegen Milzbrand und Tuberkulose eine größere Resistenz als Pflanzenfresser haben (TOBLER und BESSAU). Sowohl starke Fleischesser als auch extreme Vegetarier sollen gehäuft zur Furunkulose neigen. Die obigen Beispiele über den Einfluß einzelner Nahrungsbestandteile bei Infektionsprozessen des Menschen finden sich im Schrifttum immer wieder. Es sind außer bei den Verhältnissen beim Kleinkind, wenig untersuchte und nicht immer bewiesene Angaben. Wir wissen zudem, daß beim Erwachsenen eine reine Fleischernährung über ein Jahr (RIETSCHEL) oder ausschließlich vegetarische Kost über Jahrzehnte mit bestem Gesundheitszustand und ohne besondere Infektionsneigung vertragen werden. Bei der Furunkulose ist auch der Wert einer Ernährungstherapie — etwa im Sinne einer Kohlenhydrateinschränkung — außer beim Diabetes unbewiesen (TACHAU). Zu der oben erwähnten, beim Menschen beobachteten Herabsetzung der Entzündungsbereitschaft bei eiweißarmer Kost sei hinzugefügt, daß man experimentell durch eine Proteindiät ganz allgemein celluläre Wucherungen anreizen und durch Fettzufuhr hemmen kann (SMITH, CARREL, OSBORNE).

Über die Bedeutung der *Gemüsekost* bei *Entzündungsprozessen* machte LUITHLEN grundlegende Beobachtungen. Wenn er Kaninchen mit Hafermehl oder Grünfutter ernährte, zeigten sich bedeutende Unterschiede im Aciditätsverhalten und Mineralgehalt des Blutes. Besonders aber war die Reaktionsweise der Haut gegenüber bestimmten Entzündungs- und Fieberstoffen bei den Hafertieren verstärkt. Bei den Gemüsetieren fand sich eine Unterempfindlichkeit. Mit exakterer Methodik untersuchte BÜRGER am Menschen diesen *antiphlogistischen* Einfluß der Gemüsenahrung. Er fand bei Obst- und Gemüsekost neben den Veränderungen in der cellulären Blutzusammensetzung, der Blutgerinnung und dem Capillardruck eine verminderte Entzündungsbereitschaft des Mesenchyms, die er quantitativ am dosierten Ultraviolettstrahlenhauterythem maß. Die Ursache dieser veränderten Reaktionsbereitschaft ist unbekannt. Es sollen neben der Verschiebung im Mineral- und Vitaminhaushalt Veränderungen in der Blutgerinnung und der Capillarwandfunktion eine Rolle spielen.

Mancherlei Verschiebungen der gewöhnlichen Nahrungszusammensetzung, auch die orale Zufuhr vieler, in ihrer pharmakodynamischen Wirkung sehr verschiedener, einfacher, chemischer Körper, z. B. Calcium, Salicyl, Schwefel, Methylenblau u. a. führen zu einer sich auf alle Körperzellen auswirkenden Umstimmung mit einer unspezifisch erhöhten Resistenz gegen alle möglichen Entzündungsreize (STARKENSTEIN). Siehe zu dieser „omnicellulären Plasmaaktivierung" auch weiter unten die SAUERBRUCH-HERRMANNSDORFER-Diät.

Bei der Diskussion der Bedeutung der Nahrungsqualität für die Infektionsabwehrlage fanden die **Vitaminverhältnisse** ein ganz besonderes Interesse. Wenn von diesen lebenswichtigen Nahrungsbestandteilen zu wenig zugeführt wird, treten in den mit ihnen verknüpften Körperfunktionen klinisch bestimmte Störungen, die avitaminotischen Krankheitsbilder, auf. Es wird hier gefragt, ob für die individuelle Reaktionsweise bei chirurgischen Infektionsprozessen die Vitaminzufuhr Bedeutung hat. Zu diesem Problem hat sich eine so ausgedehnte Literatur angesammelt (STEPP, EHRISMANN, HANKE,

SCHNEIDER), daß es schwer ist, aus den vielen nicht immer vergleichbaren und oft widersprechenden Angaben sich ein richtiges Urteil zu bilden. Man hat den Eindruck, daß bei den großartigen Erfolgen der Vitaminchemie die Anwendung dieser Ergebnisse auf den lebenden Organismus, speziell auf die menschliche Pathologie, oft zu kritiklos erfolgte. Sehr häufig wird von der Wirkung der Vitamine auf irgendwelche Immunitätsreaktionen in vitro berichtet und hieraus ein Einfluß auf die Infektionsabwehrlage in vivo abgeleitet. Auf solche Zusammenhänge soll hier gar nicht eingegangen werden, weil ein Konnex zwischen der individuellen Infektdisposition und dem meßbaren, humoralen Antikörperbestand bei Infektionsprozessen in der Chirurgie nicht beweisbar ist.

Beim *Vitamin A*-Mangel entsteht eine *Störung* aller *Epithelgewebe*, die sich an der Haut, den Atemwegen, dem Verdauungs- und Urogenitaltractus und dem Auge im Tierversuch und beim Menschen zeigt. Die Haut wird trocken, rauh und schlaff, mit Veränderungen an den Schweiß- und Talgdrüsen. Die Atemwege verlieren ihr spezifisches Epithel. Es erfolgt eine von der Nase hochschreitende Epidermisierung. An den Verdauungsorganen findet sich ein Hinaufrücken der Schleimhautgrenze an den Lippen, eine Trübung der Mundschleimhaut und Sekretionsstörungen des Darmes. Der Urogenitaltractus bietet eine vermehrte Epithelabschilferung. Aus diesen Veränderungen an den Epithelverbänden lassen sich die bei A-Mangel beobachteten Einflüsse auf das Infektionsgeschehen ableiten. Auf dem so veränderten Terrain entwickeln sich die schon vorher ansässigen Erreger der äußeren und inneren Körperoberfläche und führen zu örtlichen Infektionsprozessen.

Beim *Menschen* sind an der *Haut* jedoch derartige Beobachtungen über spontane Infektionsprozesse, etwa vermehrte Furunkel oder Erysipel, bisher nicht gemacht. PILLAT sah gangränöse Hautveränderungen, die nach STEPP wahrscheinlich als ein kombinierter Mangel mehrerer Vitamine zu deuten sind. Bei *experimentellen* Hautinfektionen durch Staphylokokken konnte bei oraler A-Zuführung eine Abscedierung nicht verhindert werden. Die Heilung der Defekte wurde jedoch beschleunigt. Daß Vitamin A in bestimmten optimalen Konzentrationen auf die *Wundheilung* einen Einfluß haben kann, scheint möglich. Unter der Vitaminanwendung lassen kräftige Granulationen und frühzeitige Epithelialisierung eine Sekundärinfektion weniger leicht aufkommen. Ein Einfluß des Vitamin A auf die Erreger selbst besteht nicht.

An den *Atmungsorganen* finden sich bei A-Mangel des Menschen gehäuft Ozaena, Nasennebenhöhleninfektionen, Bronchitis, Bronchopneumonien und Bronchiektasen mit Absceßbildung. A-Mangeltiere zeigten in den Nasennebenhöhlen und dem Mittelohr eine „virulentere" Erregerflora und bei Vitaminzufuhr nahm dort die Keimzahl ab.

Am *Urogenitaltractus* führt A-Mangeldiät bei Ratten zu spontanen Harninfektionen mit Coli und Staphylokokken und zu Steinbildungen (HIGGINS, PRETO). Die Cystitis schwindet ohne andere Therapie bei A-Zufuhr. Diese Beobachtung über den Vitamin A-Einfluß ist um so bedeutender, als spontane Blasenentzündungen bei Ratten sonst niemals auftreten. BOSHAMER berichtet über gehäufte Cystitiden und Blasensteine bei vitamin-A- und -B-mangelernährten Chinesen. Nierensteine und Blasensteine als Folge eines A-Mangelzustandes beim Menschen scheinen sonst bisher nicht bewiesen zu sein.

Die Bedeutung des Vitamin A für eine *Allgemeininfektion* ist fraglich und nach bisherigen Beobachtungen nicht klar entscheidbar. A-Mangel setzt den Allgemeinzustand herab. Das braucht nicht unbedingt Minderung der Infektionsresistenz zu bedeuten.

Auf den dargelegten Beobachtungen wurde eine Vitamin A-*Therapie* beim Menschen aufgebaut. Außer BOSHAMERs Berichten über günstige Wirkungen von Vitamin A-Zufuhr bei extremem Vitaminmangel auf die Wund- und Harnweginfektion sind alle anderen angeblichen Heilwirkungen des Vitamin A auf Infektionsprozesse, insbesondere bei Patienten in Europa, unbewiesen. Es gibt gar keine Beweise dafür, daß Vitamin A auch bei allen nicht durch Mangelernährung entstandenen Wund-, Haut- und Harnweginfektionen eine besondere Heilwirkung habe. Bei der Wundbehandlung mit Lebertransalbe beruht die günstige granulationsfördernde Wirkung nicht allein auf der Vitamin A-Komponente, sondern auch auf dem Gehalt an ungesättigten Fettsäuren. So wenig auch aus praktisch therapeutischen Erfahrungen der Wert einer Vitamin A-Therapie bei chirurgischen Infektionsprozessen im allgemeinen bewiesen ist, die interessanten, bei extremem Vitaminmangel systematisiert am Epithelgewebe auftretenden Schäden und Infektionsprozesse fordern dazu auf, bei Infektionskrankheiten des mangelernährten und im Allgemeinzustand stark reduzierten Patienten in Kriegs- und Notzeiten den Vitamin A-Faktor nicht zu vergessen.

Bei den **Vitaminen der B-Gruppe** mit ihren vielgestaltigen klinischen Mangelerscheinungen sind nur wenige und in ihrer Bedeutung unklare Beziehungen zur Infektionsabwehrlage beobachtet.

Tierversuche über B_1 und Infekte sind nach Tierspezies und Erregerart unterschiedlich und zeigen, daß Schlußfolgerungen von Tieren auf Menschen in diesem Zusammenhang unzulässig sind. Zum Beispiel wird die natürliche Resistenz von Tauben gegen Milzbrand bei Vitamin-B_1-Mangel aufgehoben. Bei Staphylokokken und Streptokokkeninfekten der Kaninchen, Ratten und Mäuse war dagegen durch B_1-Mangel oder B_1-Zufuhr keine Variation der Infektionsdisposition feststellbar. Beim *Menschen* soll B_1-Mangel, der bei uns wohl nur bei extremer Mangelnahrung beobachtet wird, zur Furunkulose disponieren (JUSATZ). Exaktere Beobachtungen darüber scheinen nicht bekannt. Der Heileffekt der Hefe bei Furunkulose soll nicht mit ihrem B_1-Gehalt, sondern mit dem Vorkommen des „Hautfaktors", Vitamin H, zusammenhängen (STEPP). Bei *Lepra* ist ein Vitamin B_1-Defizit beobachtet. Ob solche Vitamindefizite Ursache oder Folge der infektiösen Erkrankung sind, ist schwer zu sagen. Alle Infektionen gehen mit einem Mehrverbrauch der Vitamine einher (Literatur bei EHRISMANN). Bei der experimentellen B_1-Avitaminose finden sich unter anderem Magen- und Darmatonien mit Entzündungen der Darmschleimhaut. Bei der menschlichen *Peritonitis* mit Störungen der Darmtätigkeit wurde ein B_1-Defizit festgestellt und B_1 zur Ergänzung der Therapie, auch zur „Erhöhung der Infektionsresistenz" vorgeschlagen (FORSTER, MURAKAMI). KLEINE empfiehlt B_1 bei der *Pyelitis gravidarum*. Er glaubt, daß die zur Harnweginfektion disponierende Ureteratonie durch Vitamin-B_1-Mangel verstärkt wird.

Bei mangelnder Zufuhr des Vitamin B_2-*Komplexes* finden sich beim Menschen *Stomatitiden*, die zu hochgradigen Geschwürsbildungen führen können. Es zeigen sich daneben agranulocytotische Blutbildveränderungen mit den bekannten schweren Folgen für die Infektabwehr. Bei Affen und Hunden konnten durch B_2-Mangelkost ulceröse Anginen wie bei der Agranulocytose und *Noma* ähnliche Bilder erzeugt werden. Wieweit hier einzelne Komponenten des B_2-Komplexes, etwa ein antileukopenisches Vitamin M, hierfür bedeutsam sind, ist fraglich. B_2-Defizit führt im Tierversuch auch zu entzündlichen, zum Teil eitrig-ulcerösen Prozessen am Dickdarm und an der Gallenblase. Das Fehlen des B_2-Komplexes wird als wesentliche Ursache für die Entstehung der Colitis ulcerosa angesehen (STEPP).

Der *Skorbut*-Patient erkrankt so häufig und sicher an banalen Infektionen, Tuberkulose, Furunkulose, Pyurie, daß man Skorbut früher für eine Infektionskrankheit ansah. Auch in Tierversuchen läßt sich eine ähnliche starke Anfälligkeit gegenüber manchen experimentellen Infektionen durch extremen ***Vitamin C***-Mangel erzeugen. Die *Ursache* dieser Anfälligkeit ist unbekannt. Ebenso wie die genaue Bedeutung des Vitamin C im Organismus noch ungeklärt ist (Literatur bei STEPP). Es gibt von den vielen festgestellten Beziehungen zum Stoffwechsel- und Fermenthaushalt keine einzelne, die mit dem Infektionsgeschehen sicher direkt zusammenhängt. Gesetzmäßige Beziehungen zwischen Vitamin C und allergischen Reaktionen oder humoralen Immunkörpern oder der Phagocytosekraft einzelner Zellen sind nicht so allgemein und unwidersprochen beobachtet, um hieraus die Infektionsdisposition bei Vitamin C-Mangel ableiten zu können.

Während Infektionsabwehrstörungen bei Vitamin A-Mangel wesentlich erklärt werden durch Veränderungen an den Epithelverbänden, hat Vitamin C interessante Beziehungen zum *Stützgewebe*. Vitamin C-Mangel führt zur Lockerung der Dichtigkeit des Gefäßbindegewebeapparates und somit wahrscheinlich zur größeren Eindringmöglichkeit von pathogenen Mikroorganismen. Bei C-Mangel bilden die Bindegewebszellen in der Kultur kein Kollagen (Jenny und Törö). Bei Vitamin C-Mangel zeigt sich im Rumpel-Leedeschen Stauungsversuch eine erhöhte Durchlässigkeit der Capillaren (Seyderhelm, Göthlin), eine Neigung zum Platzbauch (Geissendörfer) und eine Anfälligkeit für Zahncaries. Das skorbutisch unterernährte Meerschweinchen zeigt bei Diphtherietoxininjektion subcutan nicht das beim Normaltier gefundene lokale Infiltrat und Ödem an der Injektionsstelle (Bieling). Aschoff und Koch sahen auf Grund pathologisch-anatomischer Untersuchungen das Wesen des Skorbuts in einem besonderen Befallensein des Mesoderms, dessen wichtige Stellung in der Infektionsabwehr schon mehrfach betont wurde.

Nach den Beobachtungen über die Infektionsanfälligkeit skorbutkranker Menschen hat man in *Tierversuchen* den Einfluß des Vitamin C auf das Infektionsgeschehen studiert. Von vielen Untersuchern wird bei vitamin-C-armer Ernährung berichtet über eine allgemein erhöhte Infektionsanfälligkeit der Tiere. Uns interessieren hier Einzeluntersuchungen aus dem Fachgebiet der Chirurgie. Kuwahata, Momose erreichten bei C-arm ernährten Meerschweinchen eine Absceßbildung in den langen Röhrenknochen durch die in die Blutbahn gespritzten Staphylokokken häufiger als bei ausreichend ernährten Kontrolltieren. Sie setzen ihre Befunde in Beziehung zur menschlichen Osteomyelitis. Läwen und Müller konnten solche Befunde beim Kaninchen nicht reproduzieren. Die Lokalisationstendenz intravenös gespritzter Keime ist bekanntlich nach Erregerart und Tierspezies sehr verschieden. Die Verwertung obiger Befunde von Tieren zur Erklärung der menschlichen Osteomyelitis ist nur mit größter Reserve möglich. Untersuchungen von Lauber über Vitamin C-Anwendung bei der Streptokokkenperitonitis der Maus ergaben nicht so eindeutige Befunde, daß eine erhöhte Infektionsresistenz bei C-Zufuhr hieraus abgeleitet werden könnte. Der Verlauf einer experimentellen Tuberkulose oder eines Milzbrandes wird durch C-Zufuhr nicht verändert (Ehrismann).

Eine extreme *C-Avitaminose* ruft mit dem klinischen Bild des Skorbuts sicher eine erhöhte Disposition zur Erkrankung an Banalinfekten hervor. Es gibt aber kaum eine Infektionskrankheit, bei der nicht eine vitamin-C-knappe Ernährung, *C-Hypovitaminose* für eine vermehrte Infektdisposition angeschuldigt wurde. Hierzu ist zu bedenken: Der Tagesbedarf an C-Vitamin ist strittig, und man fragt sich, wann also eine C-Hypovitaminose vorliegt. Jede Infektionskrankheit, auch ein örtlich beschränkter Infektionsprozeß, führt zu einem C-Mehrverbrauch. Aber es gibt keine Infektionskrankheit, bei der durch Blutuntersuchungen ein radikales Absinken des Vitamin C-Spiegels im Blut wie beim Skorbut gezeigt wurde. Es gibt beim Menschen keinen Beweis dafür, daß eine vitamin-C-knappe Kost, ohne sonstige Skorbutsymptome als Zeichen einer extremen C-Mangelernährung, die Resistenz gegenüber chirurgischen Infektionsprozessen mindert. Der Wert einer *C-Therapie* oder *C-Prophylaxe* bei chirurgischen Infektionskrankheiten bei gemischter Kost ist nicht ersichtlich. Wie sehr vorsichtig man den Vitamin C-Bedarf des Menschen beurteilen muß, siehe bei RIETSCHEL, der die Bedeutung des Vitamin C auch für die Resistenz bei Kleinkindern nicht für bewiesen hält. Aus allen Beobachtungen ist für das praktische Handeln des Chirurgen der Schluß zu ziehen, daß beim mit durchschnittlicher Normalkost ernährten Menschen eine Vitamin C-Therapie überflüssig ist, und daß eine solche Medikation nur beim extrem mangelernährten Organismus indiziert ist, wenn auch noch andere klinische avitaminotische Zeichen zu finden sind.

Daß **Vitamin D**-Mangel zur verminderten Infektionsresistenz führt, wird vor allem von Kinderärzten berichtet. Vitamin-D-unterernährte Kinder zeigen eine auffällige Disposition zu Banalinfekten, besonders zur Bronchopneumonie. Das in seiner „Eutrophie“ sehr labile Kleinstkind zeigt auch bei ernährungsmäßigen Friedensverhältnissen Vitaminmangelbilder, die beim Erwachsenen nur in Kriegs- und Notzeiten mit extrem einseitigen Kostverschiebungen gesehen werden. Ernährungs- und Vitaminmangelzustände haben so für den Säugling eine besondere Bedeutung. Worin die Resistenzminderung des rachitischen Kindes beruht, ist unbekannt. Gesetzmäßige Beziehungen zum Phagocytose-Index oder zu humoralen Antikörpern sind unbewiesen. Der rachitische Schaden schafft lokal keine erhöhte Infektionsanfälligkeit, Rachitiker neigen nicht etwa zur vermehrten Osteomyelitis. Die Beeinflussung des durch Vitamin D regulierten Kalkstoffwechsels ist für jedes *Entzündungsvermögen* des Körpers bedeutsam (BÜRGER, LUITHLEN, PFANNENSTIEL und SCHARLAU). Jeder Infekt und jede Entzündung führen wahrscheinlich zu einem Mehrverbrauch des Vitamin D im Organismus. Therapeutische Erfolge durch Vitamin D konnten bei Infektionsprozessen des Menschen im Bereich der Chirurgie nicht nachgewiesen werden.

Ob die Vitamine E, H, K für die Infektionsresistenz des Menschen eine wesentliche Bedeutung haben, ist nicht bekannt (Literatur bei EHRISMANN).

Will man die *Bedeutung* der *Vitamine* für chirurgische Infektionsprozesse kurz *zusammenfassen*, dann ist zu sagen: Alle Infektionskrankheiten gehen mit vermehrtem Vitaminverbrauch einher. Ein Einfluß des Vitaminmangels auf die Infektionsdisposition ist sicher bei den Vitaminen A, C und D, er ist fraglich bei B. Der Wirkungsmechanismus dieses Einflusses ist unklar. Wichtig scheint für das Vitamin A seine Beziehung zu den Epithelschichten, beim Vitamin C sein Einfluß auf die mesodermalen Gewebe. Die Bedeutung der Vitamine für die Infektionsresistenz ist. oft nur im extremen Mangelversuch des Tierexperimentes erkennbar. Daß eine häufigere und praktisch wichtigere Vitaminarmut der Nahrung für die Infektionsdisposition Bedeutung hat, ist nicht beweisbar. Der Tagesbedarf an Vitaminen zur Erhaltung der Gesundheit ist umstritten. Bei mit durchschnittlicher, gemischter Kost ernährten Menschen kann ein Einfluß der Vitamintherapie auf chirurgische Infektionsprozesse nicht gezeigt werden.

Eine Minderung der Infektionsresistenz durch *Gifte* in der Nahrung — etwa durch Alkohol — ist allgemein nicht beweisbar (HAHN). Alkohol soll im Tierexperiment die Phagocytose herabsetzen und die Disposition für Pneumokokkeninfekte erhöhen (PICKRELL). Im Gegensatz hierzu sei auf die alte Therapie septischer infektiöser Prozesse durch Alkoholzufuhr hingewiesen. Neben dem hochwertigen Brennwert des Medikamentes wird eine nicht näher definierte Unterstützung der antiinfektiösen Abwehrlage angenommen. Eine sehr eigenartige Bedeutung haben die *Sapotoxine* für die *Lepra*. Es scheint, daß sich die Anwesenheit des Leprabacillus, eine erbliche Nebennierenhypoplasie und die Aufnahme von Sapotoxinen mit der Nahrung kombinieren müssen, wenn ein lepröser Infektionsprozeß entstehen soll (Übersichtsreferat bei STEININGER).

Die oben erwähnten Nahrungseinflüsse und auch andere endogene Momente führen zu *Stoffwechselveränderungen*, von denen charakteristische Formen zur Infektionsresistenz in Beziehung gesetzt wurden. Auf die Bedeutung des *Diabetes* für die Infektionsdisposition wurde im Kapitel „Hormone" näher eingegangen.

Nichtdiabetische Kohlenhydratstoffwechselstörungen finden sich bei vielen pyogenen Infektionsprozessen. Sie zeigen sich auch bei künstlichem Fieber und sind nicht Dispositionsmoment, sondern Folgen der Krankheit.

Man hat die *Verschiebung der Blutreaktion* als wesentlich für die Infektionsresistenz oder -disposition angesehen. Beim Hunger und Diabetes liegen bekanntlich solche ausgesprochene Veränderungen des Säure-Basen-Gleichgewichts vor. Ihre Bedeutung für die Infektionsabwehrlage ist auch hier sehr fraglich. Beim Einfluß der Kost auf die Reaktionslage des Organismus erfolgt keine tatsächliche Reaktionsverschiebung, weder im Blut, noch im Gewebe, sondern nur eine durch Umlagerung in der Alkalireserve kompensierte Alkalose oder Acidose.

Die Unsicherheit in der Beurteilung der Nahrungswirkung auf den Säure-Basen-Haushalt ist sehr groß. Dieser hängt von der Zufuhr von Säure- und Alkalielementen der Kost, aber auch von der Ausscheidungsgeschwindigkeit ab. Wie sehr unklar und widerspruchsvoll die bisherigen Ergebnisse sind, siehe v. GAZA und BRANDI, KROETZ, MIKOSHIBA.

Besondere praktische Bedeutung gewann in diesem Zusammenhang die SAUERBRUCH-HERRMANNSDORFER-GERSON-Diät. Mit dieser als *säuernd* bezeichneten, kochsalzarmen Ernährungsform wird nach klinischen Erfahrungen eine Resistenzänderung erzielt, die sich bei der Wundinfektion in einer günstigen Wandlung des Infektionsterrains auswirkt mit einer Abnahme der Keimzahl, einer Einengung der Wundflora u. a. Bei der Skelett- und Hauttuberkulose, weniger bei der Lungen- und Schleimhauttuberkulose (SCHRÖDER), aber auch bei der Osteomyelitis bewirkt diese Kost oft eine auffällige, günstige Wendung im Lokal- und Allgemeinzustand des Patienten. So eindeutig gewisse empirische Heilerfolge bei dieser Kost vorliegen, ihre theoretische Charakterisierung als *acidose*erzeugende Ernährung ist unbewiesen und zweifelhaft (STRAUB, KROETZ, SCHRÖDER u. a.). In Tierversuchen wird die Entzündungsbereitschaft ganz allgemein durch eine saure Kost gesteigert (LUITHLEN). Andere Autoren wollen mit einer von ihnen als *alkalisierend* bezeichneten Diät bei der Wundinfektion günstige Änderungen gesehen haben und stellen keinen Zusammenhang der Resistenz mit dieser Acidose fest (MIKOSHIBA, VORSCHÜTZ u. a.). Der Körper hält seine Gewebs- und Blutreaktion so zäh fest, daß eine bestimmte Kostform diese kaum ändern kann. Die theoretische Charakterisierung einer bestimmten Nahrung als „säuernd" oder „alkalisierend" ist ungewiß, und es finden sich keine eindeutigen Beziehungen zur Resistenz oder Disposition.

Gewisse klinische Erfolge derartiger Heildiäten sind aber nicht zu leugnen. Fragt man nach dem *Wirkungsmechanismus* solcher die Blutalkalireserve einmal zur sauren und einmal zur alkalischen Seite verschiebenden Heilnahrungen, dann sind nicht diese Verschiebungen in der Blutreaktion, nicht eine zweifelhafte lokale Veränderung im Aciditätsgrad des infizierten Gewebes und nicht eine Austrocknung bei oft dazu kommender kochsalzarmer Diät als *die* Ursache der günstigen Wirkung anzusehen. Bei so verschiedenartigen Heilnahrungen ist wahrscheinlich eine Form der *unspezifischen Reiztherapie* im Sinne einer omnicellulären Resistenzsteigerung anzunehmen. Dies geht auch aus praktischen Erfahrungen hervor. Wird z. B. die SAUERBRUCH-HERRMANNSDORFER-Diät bei der Knochentuberkulose längere Zeit gegeben. dann findet sich nur noch eine geringe Beeinflußbarkeit des Infektionsterrains. Diese Abstumpfung des Organismus wandelt sich in eine neue günstige Reaktion, wenn der Patient die in der Klinik durchgeführte Diät zu Hause aufgibt (SILLER). Statt einer „acidotischen“ hat man deswegen eine von der „sauren“ zur „alkalischen“ Seite hin und her wechselnde *Schaukelkost* empfohlen, auch bei der Osteomyelitis (JAEDICKE). Ebenso hat man versucht, die Resistenz des Urogenitalapparates gegen Infektionen durch den Harn säuernde oder alkalisierende oder zwischen beiden abwechselnde Diäten zu beeinflussen (Literatur bei NECKER).

Die richtige Beurteilung der *praktisch-therapeutischen* Bedeutung solcher diätetischen Verschiebungen im Blutchemismus bei chirurgischen Infektionsprozessen ist schwierig, weil ein befriedigender, ziffernmäßig ausdrückbarer Test für die Beurteilung von Heilergebnissen der uns hier interessierenden Infektionsprozesse beim Menschen bisher fehlt. Man denke nur, wie problematisch bei der Skelettuberkulose oder Osteomyelitis unsere Feststellungen über Krankheitsdauer, und wie fragwürdig Abheilungsstatistiken hier sind, wie wenig können wir auch die spontane Heiltendenz dieser Prozesse abmessen. Bei der pyogenen Wundinfektion oder den Harnweginfektionen gibt es kaum zwei sicher vergleichbare Fälle. Der klinische Eindruck des Arztes ist vorläufig unser entscheidendes Kriterium. Danach scheinen die oben aufgeführten diätetischen Maßnahmen bei der extrapulmonären Tuberkulose, bei der Osteomyelitis, bei den Harnweginfektionen und bei der Furunkulose von therapeutischem Wert zu sein.

Die Bedeutung der **Stoffwechselintensität** für die Infektionsabwehrlage zeigt sich z. B. bei der verbesserten Infektionsresistenz des *Basedowikers* (s. Kapitel „Hormone“). Parallel zur Grundumsatzsteigerung findet sich bei ihm eine allgemein vermehrte Aktivität des gesamten Mesenchyms, die neben der erhöhten Infektionsresistenz z. B. auch in einer schnelleren Frakturheilung (BLOCK) ihren Ausdruck findet. Bei *Hypothyreotikern* mit trägem Stoffwechsel soll eine erhöhte Anfälligkeit zu Infektionen bestehen (HÖRING). Bei der pluriglandulär gesteuerten, sehr starken Stoffwechselherabsetzung des *Winterschläfers* findet sich eine extreme Verminderung der Reizbarkeit des Mesoderms, Unempfindlichkeit gegen Gifte wie Chloral und Strychnin, keinerlei Knochenbruchheilung und eine auffällige Infektionsresistenz. Schlafend mit Tetanus oder Pest infizierte Winterschläfer zeigen keine Lokal- oder Allgemeinreaktion, erst beim Erwachen im Frühjahr kommt die Krankheit klinisch zum Ausbruch. Eine Herabsetzung der Oxydationsvorgänge durch *Narkotica* führt zur Hemmung einer lokalen Entzündung, Steigerung der Oxydationsprozesse des Körpers als Ganzes steigern die lokale Entzündungsbereitschaft (FISCHER-WASELS).

Bei den meisten Infektionskrankheiten, besonders, wenn sie mit Fieber einhergehen, finden wir noch vielfältige andere Verschiebungen im Stoffwechsel regelmäßig auftreten. Man hat einzelne dieser Komponenten herausgegriffen und bei ihnen gefragt, ob sie Ursache einer Änderung der Krankheitsanfälligkeit und nicht nur Folge des Infektionsgeschehens seien. Bei vielen Infektionen zeigen sich z. B. Veränderungen im *Lipoidspiegel* des Blutes. In vitro kann man durch Änderung des Verhältnisses Cholesterin/Lecithin die Phagocytoseleistung gesetzmäßig beeinflussen (Horster und Dorbath). Die Cholesterinspiegelsenkung nach Infektionen soll unabhängig vom Fieber durch den Infekt selbst bedingt sein. Bei experimentellen Infektionen wirkt Cholesterinzufuhr günstig (Literatur bei Schlossberger). Gegen eine direkte Bedeutung des Cholesterins für eine Infektionsdisposition spricht, daß bei den Lipoidosekrankheiten mit starker Störung des Cholesterinstoffwechsels über Änderungen der Infektionsdisposition keine Beobachtungen gemacht sind. Bei den chirurgischen Infektionsprozessen ist eine Bedeutung des Cholesterinspiegels für den Krankheitsverlauf unbekannt.

Bei einer kritischen **Schlußbetrachtung** unserer heutigen Kenntnisse von dem Einfluß der Ernährung und des Stoffwechsels auf die individuelle Infektionsdisposition sehen wir manche auch gut dokumentierte Einzelbeobachtungen, aber wenige klar erkannte allgemeine Gesetzmäßigkeiten und Zusammenhänge. Die bisher bekannten sicheren Tatsachen aus diesem Problemkreis sind jedoch für die Krankheitsforschung und praktische Therapie chirurgischer Infektionsprozesse nicht zu übersehen und fordern zu weiteren Untersuchungen auf. Als Anregung zu Arbeiten auf diesem Gebiete sei auf eine neuere Veröffentlichung von R. Abderhalden hingewiesen, die aus dem Wirrwarr von Einzelbeobachtungen zur systematischen Aufklärung größerer Zusammenhänge führt. Abderhalden zeigt, daß nicht nur die Infektionsabwehr, sondern ganz allgemein die Reaktionsweise des Körpers gegen vielerlei endogene und exogene Einflüsse von der Art der aufgenommenen Nahrung abhängt. Er belegt an eindrucksvollen Beispielen, wie bei verschiedener Kostform, z. B. durch Verschiebung des Kohlenhydrat- oder Eiweißanteils und durch eine „acidotische“ oder „alkalotische“ Ernährung die *Gifttoleranz*, die Wirkung der *Hormone*, die *allergische* Reaktionsbereitschaft und der Tonus des *vegetativen Nervensystems* sich entscheidend ändern. Als mögliche Ursache dieser Nahrungswirkung unterscheidet er: 1. die durch Nahrung beeinflußbare Veränderung des Gehaltes der Körpergewebe an Eiweiß, Lipoiden und anorganischen Elementen, 2. eine Umsteuerung des vegetativen Nervensystems, 3. unbekannte Faktoren. Zu letzterem weist Abderhalden hin auf eine sicher beobachtete, bisher ungeklärte „antiblastische“ Kostwirkung, auf die Beziehungen der Empfindlichkeit gegen Sauerstoffmangel (Höhenfestigkeit) zur Ernährungsart u. a. m.

Daß auch für die Reaktionsweise des Organismus bei Infektionen solche bisher „unbekannte" Faktoren eine Rolle spielen können, beweist die oben angeführte Bedeutung der Sapotoxine für die Disposition zur Lepra.

Literatur.

ABDERHALDEN, R.: Dtsch. med. Wschr. 1942, 10. — ADLER: Handbuch der normalen pathologischen Physiologie, Bd. 17, S. 105. 1926. — ASCHOFF u. KOCH: Veröff. Kriegs- u. Konstit.path. 1919. — AXHAUSEN: Dtsch. zahnärztl. Ztg 1946, 33.

BAURMANN: Dtsch. Z. Chir. 154, 4 (1922). — BIELING: Z. Hyg. 104, 518 (1925). — BILLINGER: Zit. nach ZWICKY. — Handbuch der Erbbiologie, Bd. 1, S. 485. 1940. — BLOCK: Neue Deutsche Chirurgie, Bd. 62. 1940. — BOSHAMER: Z. Ur. 30, 18 (1936). — BÜRGER: Handbuch der inneren Medizin, Bd. 6/II, S. 655. 1944.

CARREL: J. exper. Med. (Am.) 44, 503 (1926).

DORMANNS: Med. Klin. 1948, 13.

EDELHOFF: Dtsch. med. Wschr. 1947, 228. — EHRISMANN: Erg. Hyg. usw. 25, 499 (1943).

FISCHER-WASELS: Frankf. Z. Path. 42, 1 (1931). — FORSTER: Zbl. Chir. 1938, 1263. — FROMME: Arch. klin. Chir. 189, 240 (1937). — Ärztl. Wschr. 1946, 233.

GAZA, V. u. BRANDI: Arch. klin. Chir. 148, 638 (1927). — GÖTHLIN: Klin. Wschr. 1932, 1469.

HANKE: Vitamine und Chirurgie. Leipzig 1943. — HERRMANNSDORFER: Arch. klin. Chir. 138, 396 (1925). — Dtsch. Z. Chir. 200, 534 (1927). — Diätetik in der Chirurgie. München 1936. — HIGGINS: J. Ur. (Am.) 1936, 168. — HORSTER u. DORBATH: Arch. klin. Med. 178, 289 (1936).

JAEDICKE: Münch. med. Wschr. 1939, 50. — JENNEY u. TÖRÖ: Virchows Arch. 298, H. 1.

KAISER-PETERSEN: Handbuch der Tuberkulose, S. 781. Leipzig 1943. — KISSKALT: Zit. nach HAHN. — KLEINE: Vitamine in der Geburtshilfe und Gynäkologie. Stuttgart 1944. — KLOOS: Ärztl. Wschr. 1947, 1029. — KROETZ: Münch. med. Wschr. 1929, 1842. — KULCHAR: J. Chemother. (Am.) 14, 61 (1937). — KUWAHATA: Dtsch. Z. Chir. 222, 344 (1930).

LÄWEN u. MÜLLER: Dtsch. Z. Chir. 227, 27 (1930). — LAUBER: Bruns' Beitr. 164, 365 (1936). — Med. Welt 1936, 255; 1937, 414. — LEFHOLZ: Amer. J. Anat. 32, 1 (1923). — LUITHLEN: Arch. exper. Path. (D.) 69, 365 (1912). — Wien. klin. Wschr. 1911, Nr 20.

MIKOSHIBA: Arch. klin. Chir. 166, 758 (1931). — MURAKAMI u. UTAGAWA: Ref. Z.org. Chir. 101, 715.

NECKER: Handbuch der Urologie, Bd. 3, S. 690. 1928.

OSBORNE: J. biol. Chem. (Am.) 69, 661 (1926).

PETERMANN: Ther. Gegenw. 1946, 8. — PFANNENSTIEL u. SCHARLAU: Z. exper. Med. 71, 465 (1930). — PICKRELL: Proc. Soc. exper. Biol. a. Med. (Am.) 38, 265 (1938). — PILLSBURG: Arch. Derm. (Am.) 35, 893 (1937). — PRETO: Z. Kinderhk. 61, 469 (1940).

REDECKER: Ärztl. Wschr. 1946, 26. — RIETSCHEL: Dtsch. med. Wschr. 1940, 1177, 1205.

SAUERBRUCH: Münch. med. Wschr. 1924, 1299. — SCHLOSSBERGER: Handbuch der normalen und pathologischen Physiologie, Bd. 13, S. 508. 1929. — SCHNEIDER, E.: In KIRSCHNER-NORDMANN, Die Chirurgie. Berlin 1940. — SCHRÖDER, G.: Erg. Tbk.forsch. 3, 515 (1931). — SEIFERT: Zbl. Chir. 1922, 803, 1351. — SETTLER: Anat. Rec. (Am.) 20, 61 (1921). — SEYDERHELM: Dtsch. med. Wschr. 1930, 860. — SHORT: Brit. J. Surg. 8, 171 (1920). Ref. Z.org. Chir. 10, 425. — SILLER: Die Ernährungsbehandlung in der Chirurgie. Stuttgart 1938. — SMITH: J. exper. Med. (Am.) 40, 209 (1924). — SPERK: Wien. klin. Wschr. 1933, 322. — STARKENSTEIN: Handbuch der normalen und pathologischen Physiologie, Bd. 13, S. 392. 1929. — STEININGER: Z. menschl. Vererb.- u. Konstit.lehre 25, 244 (1942). — STEPP, KÜHNAU u. SCHROEDER: Die Vitamine. Stuttgart 1944.

TACHAU: Handbuch der Haut- und Geschlechtskrankheiten, Bd. 9, S. 285. 1934.

WOLFSOHN: Neue Deutsche Chirurgie, Bd. 31. 1924.

8. Mischinfektion, Sekundärinfektion, Zweiterkrankung.

Im selben Infektionsherd findet sich häufig keine Reinkultur *eines* Erregers, sondern eine **Mischinfektion**. Mehrere pathogene Keime, z. B. Streptokokken, Staphylokokken und dazu noch einzelne oder mehrere Apathogene, wie Tetragenus, Staphylococcus albus u. a., sind nicht selten in *einem* Prozeß vergesellschaftet. Hierbei ist es nicht so, daß alle nur denkbaren, zufälligen Kombinationen in der Natur wirklich vorkommen. Es herrschen gewisse Gesetzmäßigkeiten vor, und zwar so, daß sich bestimmte Keime oder Keimgruppen gegenseitig begünstigen, bekämpfen oder ausschließen können. Einzelheiten hierüber sind uns noch wenig bekannt. Derartige Regulationen beobachten wir auch bei der bakteriellen Zersetzung toten organischen Materials, z. B. der Milch oder des Fleisches, wo sich dann ein gesetzmäßiger Wechsel bestimmter Keime beobachten läßt (FREI). Ähnliche Vorgänge bestehen bei der Regulation der Darmflora. Auch bei den Infektionskrankheiten des Menschen spielen solche Gesetze eine wichtige Rolle. Wir wollen untersuchen, welche Beobachtungen und Fragen zu diesem Problem sich bei chirurgischen Infektionsprozessen ergeben und wie Symbiosen oder Antagonismen von Erregern uns die Resistenz oder Disposition bei einzelnen Infektionskrankheiten in der Chirurgie erklären helfen. Wir sprechen von *Mischinfektion*, wenn gleichzeitig bei einem Krankheitsbild mehrere Keime beteiligt sind. Wir können hiervon abtrennen *Sekundärinfektionen*, bei denen ein Infekt einen nachfolgenden Prozeß beeinflußt, wo also *zwei Krankheiten* vorliegen. Die Beziehung infektiöser Prozesse zu nichtinfektiösen Zweiterkrankungen wird in einem besonderen Abschnitt dieses Kapitels besprochen. Die folgende Darstellung geht wesentlich von klinischen Beobachtungen aus. Siehe zu diesen Fragen auch das mehr auf dem Boden experimenteller und allgemein-pathologischer Ergebnisse aufgebaute Kapitel „Pathergie".

Planmäßige und umfassende Untersuchungen über die Bedeutung von Mischinfektionen für den Krankheitsverlauf bei den *pyogenen Infektionsprozessen* der Chirurgie fehlen bisher. Ältere Einzelbeobachtungen siehe bei Brunner und Seitz. Bei der pyogenen *Wundinfektion* finden sich sehr oft, durchschnittlich in der Hälfte der Fälle, Poliinfektionen meist von Strepto- und Staphylokokken, aber auch dazu Coli, Proteus u. a. Wir wissen aus klinischen Alltagserfahrungen, daß ein Hinzukommen von Streptokokken als Mischinfektion bei einem vorher gutartigen und lokalisiertem Staphylokokkenherd oft zu bösartiger Ausbreitung und Generalisation führen kann. Ob sich hier nur die spezifische krankmachende Wirkung beider Keime addiert, oder die Kombination eine neuartige Wirkung hat, ist kaum erforscht. Ob und welche Bedeutung die sog. apathogenen aeroben und anaeroben Mikroorganismen für die banale Wundeiterung einer Zufallswunde haben, darüber wissen wir wenig Sicheres (s. auch unten bei Anaerobeninfektion).

In einer neueren Arbeit versuchen Contini und Francini, solche Verhältnisse zu klären an der *experimentellen*, eitrigen *Arthritis*. Sie fanden, daß eine Kombination von Strepto- und Staphylokokken oder Streptokokken mit Coli stets schwerer verlief als Monoinfektion mit den beteiligten Keimen. Schwächer als Monoinfektionen wirkten Kombinationen von Strepto- und Staphylokokken mit Pyocyaneus und Staphylokokken mit Coli.

Bei der *Pyelitis* beobachten wir, daß häufig Staphylokokken im Harn verschwinden und einer Coli-Monoinfektion Platz machen (Literatur bei Necker). Ein wirklicher Antagonismus zwischen Coli und Staphylokokken ist vermutet (Rovsing und Faltin) aber unbewiesen. Die Ursache dieser Verdrängung der Staphylokokken durch Coli ist ungeklärt.

Von größter praktischer Bedeutung ist bekanntlich bei der Knochen- und Gelenk-*Tuberkulose* das Eintreten einer Mischinfektion durch pyogene Keime. Hierdurch entsteht aus einem bis dahin gutartigen, chronisch verlaufenden Knochenprozeß eine „*neue Krankheit*" (Calvé) mit anderen Symptomen und viel ernserer Prognose. Die radikale Änderung des lokalen Infektionsgeschehens durch die Mischinfektion zeigt sich auch an anderen tuberkulösen Manifestationen, z. B. der Lymphdrüsentuberkulose. Aus dem kalten Absceß wird durch die neu hinzukommenden Erreger ein heißer Absceß mit akuten Entzündungserscheinungen, stärkerer Einschmelzung usw. Auch „apathogene" Mischinfektionserreger sind keine harmlosen Begleitkeime ohne Bedeutung. Ihre Wirkung auf das Infektionsterrain zeigt sich an klinischen Symptomen und deutlich in pathologisch-anatomischen Befunden (Hegemann). Man hat zum Beweis der wirklichen Beteiligung von

Mischinfektionserregern am Krankheitsgeschehen (Gewebssymbiose) und zur Abgrenzung von zufälligen und bedeutungslosen Befunden, z. B. der Wundabsonderung (Sekretsymbiose) den Nachweis der Auslösung von spezifischen, humoralen Immunitätsreaktionen durch die Heterobakterien gefordert (KOLLE und HETSCH). Bei den Infektionsprozessen der Chirurgie mit banalen Umgebungskeimen sind solche humoralen Veränderungen nur sehr unzuverlässig und ohne regelmäßige Beziehung zur Klinik nachweisbar. An der entscheidenden Bedeutung der Mischinfektion, z. B. bei der Skelet- und Lymphdrüsentuberkulose, kann trotzdem gar kein Zweifel sein.

Bei der *Nierentuberkulose* besteht gewöhnlich eine „abakterielle Pyurie". Der tuberkulöse Urin enthält neben Tuberkelbacillen nur selten andere Keime, Staphylokokken, Streptokokken, Coli u. a. WILDBOLZ hält eine Erschwerung des Krankheitsverlaufs durch solche Mischinfektionen für nicht bewiesen.

Bei dieser Erkrankung besteht ein interessantes und in seinen Ursachen ungeklärtes *Ausschließungsverhältnis* zwischen *Tuberkelbacillen* und *Coli*. Wenn Colibacillen gefunden werden, ist eine Tuberkulose sehr unwahrscheinlich. Während Colibacillen sonst die häufigsten Infektionserreger der Harnwege überhaupt darstellen, fehlen sie bei der seltenen Mischinfektion der Nierentuberkulose sehr regelmäßig. Die Reaktion des Harns ist nicht Ursache dieses Fehlens, da bei Mischinfektion einer Nierentuberkulose der Harn ausnahmsweise auch alkalisch werden kann (WILDBOLZ).

Von den **Gasödemen** des Menschen ist bekannt, daß sie in der Mehrzahl komplizierte Mischinfektionen darstellen (ZEISSLER). Es finden sich hierbei meist Poliinfektionen von pathogenen Anaerobiern, die sich dazu noch mit apathogenen, anaeroben oder aeroben Erregern kombinieren können. Die für sich allein apathogenen Keime sind nicht belanglos. Sie können z. B. die Toxine der eigentlichen Gasbranderreger verstärken, aber auch abschwächen (ZEISSLER). Nach GLOTOWA und GRODKO fördern die Subtilis und gewisse Sarcinen und hemmen die Coli eine FRAENKEL-Infektion. Bei der Mischinfektion mit Eitererregern scheint die Symbiose mit Streptokokken anscheinend gefährlicher als mit Staphylokokken (KONJETZNY). Mischinfektionen mit starken Sauerstoffzehrern, z. B. Pyocyaneus, können die Anaerobierentwicklung begünstigen (SEITZ). Die Abgrenzung der Gasödeme von den klinisch gutartigen *Gasphlegmonen* ist in den bakteriologischen Befunden und der Bedeutung einzelner Keime durchaus unerforscht. Für diese wichtige Unterscheidung sind klinische Beobachtungen, Fehlen des Eiters und der klassischen Entzündungssymptome, beim „echten" Gasödem ausschlaggebend.

Wir wissen, daß ein **Tetanus** eher entsteht, wenn wir zur Infektion mit Tetanusbacillen noch eine örtliche Schädigung des Gewebes durch Quetschen oder durch Zusatz von einem Tropfen Milchsäure hinzufügen. Eine solche zusätzliche Gewebsschädigung ist bei einer Mischinfektion mit Eitererregern immer gegeben (SEITZ). Bei dem natürlichen Infektionsmodus mit Erde oder Holz besteht immer eine solche Mischinfektion. Die Bedeutung einzelner Keime hierbei ist ungeklärt. Tetanus und Gasödembacillen, die von Nährbodenbestandteilen und den Erzeugnissen der Bakterien selbst durch Waschen befreit sind, siedeln sich im Gewebe nur an, wenn sie in sehr großer Zahl eingespritzt werden. Solche gewaschenen Keime siedeln sich viel leichter an, wenn sie in Gesellschaft mit anderen, auch apathogenen Mikroorganismen verimpft werden (FREI).

Bei **Hospitalbrand, Noma** und **fortschreitender Hautgangrän** hat man die verschiedenartigsten Mischinfektionen von aeroben und anaeroben Keimen nachgewiesen. Solche Erregersymbiosen hat man als Ursache dieser besonderen Krankheitsbilder angesehen. Die Anaeroben und seltenere apathogene Mikroorganismen dieser Prozesse sind sehr mangelhaft identifiziert (JÄGER, SEIFERT) und ihre Bedeutung für diese eigenartigen Krankheitsbilder ist unbewiesen.

Auch die *Aktinomykose* soll nach Untersuchungen von GINS nur selten eine reine Infektion von Aktinomyces sein. Eine anaerobe Mischflora soll hier eine Rolle spielen.

Die außerordentlichen, oft unterschätzten Schwierigkeiten der Anaerobenzüchtung und Identifizierung stehen einer Klärung dieser Verhältnisse entgegen. ZEISSLER berichtet, wie sehr schwierig und wie begrenzt die bakteriologische Ernte über Gasödem in zwei Weltkriegen war. Die häufig beteiligten apathogenen Mikroorganismen sind so aus dem Gesichtsfeld des Mediziners geraten, daß Kenntnisse zur Züchtung und Bestimmung zufällig bedeutungsvoller apathogener Kleinlebewesen (z. B. in letzter Zeit Penicillium notatum) fast überall von Grund auf neu erworben oder entwickelt werden müssen.

Die **Ursache** der besonderen Wirkung der Mischinfektion ist sehr verschieden und zum Teil unerforscht. Die *Keime* können sich *gegenseitig* beeinflussen. Zum Beispiel apathogene Anaerobier verstärken oder schwächen durch proteolytische Fermente das Toxin des FRAENKEL-Bacillus (ZEISSLER). Oft beeinflußt ein Keim wesentlich das *lokale Infektionsterrain* günstig oder ungünstig für das Angehen und die Ausbreitung eines anderen Erregers. Aerobier begünstigen durch Sauerstoffzehrung Anaerobier. Pyokokken oder Apathogene begünstigen durch Gewebsschädigung Tetanus oder Gasödem. Die Gewebsdestruktion des ersten Keimes, z. B. Tuberkulose, führt zu Ansiedlung von anderen, z. B. Pyokokken. Die besondere Wirkung der Mischinfektion kann sich entwickeln auch über die *Beeinflussung des Gesamtorganismus*. Allergische, parallergische und pathergische Umstimmungen beim Mehrfachreiz spielen eine erhebliche Rolle (s. Sonderkapitel). Die obige Darstellung zeigt das Wenige, was bei den spontanen Infektionsprozessen des Menschen im Gebiet der Chirurgie über die Wirkung von Mischinfektionen auf die Reaktionsweise im Einzelfall bekannt ist. Den Infektionsprozeß fördernde, ärztlich gesehen schädliche Einflüsse sehen wir hier vorläufig mehr als heilsame.

Den Arzt interessieren vor allem resistenzfördernde, günstige Wirkungen von Mischinfektionen. Solche antagonistische, sog. ***echte Antibiosen*** sind festgestellt und besser untersucht im *Darm*, körpereigener Coli (NISSLE), in der *Vagina*, Milchsäurebakterien, im *Mund*, antagonistische Speichelkokken (HEGEMANN). Die bodenständige Flora dieser Körperhöhlen wirkt antagonistisch gegen eindringende, pathogene, körperfremde Erreger.

In der Chirurgie hat seit Jahrzehnten die Frage interessiert, gibt es so etwas bei Wundinfektionsprozessen, und lassen sich derartige Antagonismen therapeutisch ausnützen? In diesem Zusammenhang ist von älteren Autoren am meisten gearbeitet über einen möglichen *Antagonismus* zwischen *Pyocyaneus* und *Wundinfektions*erregern (Literatur bei LODE). Es wurde festgestellt, daß eine Injektion virulenter Pyocyaneuskeime den Tod milzbrandinfizierter Versuchstiere verhindern oder hinauszögern kann. Ähnliche Wirkungen am Menschen wurden durch parenteral applizierte, abgetötete Pyocyaneuserreger erzielt bei Milzbrand und manchen anderen akuten Infektionen. Eine Wirkung lebender oder abgetöteter Pyocyaneuskulturen bei lokaler Anwendung auf die Wundinfektion wurde nicht gezeigt. Auch in vitro besteht ein Antagonismus zwischen Milzbrand oder Gonokokken und Pyocyaneus. Extrakte des Pyocyaneus, das *Pyocyanin* (EMMERICH und Löw) (Handelspräparat „Pyocyanase") löst Streptokokken und Staphylokokken und viele andere Keime in vitro auf. Ältere Untersucher sahen nach Anwendung der Pyocyanase parenteral oder lokal bei akuten Infektionsprozessen des Menschen Heilwirkungen. Seit 25 Jahren ist die klinische Erprobung der Pyocyanase verlassen. 1932 hat HETTCHE mit moderner Untersuchungstechnik den Pyocyaneuswirkstoff untersucht und glaubt, daß seine Wirkung hauptsächlich bedingt ist durch bestimmte Fettsäuren, die in älteren Kulturen auftreten.

Es läßt sich zeigen, daß gegen Milzbrand sowohl in vivo als auch in vitro viele andere Bakterien, z. B. Strepto-, Staphylokokken, Coli und saprophytäre Keime einen Antagonismus entfalten (Literatur bei SOBERNHEIM). Derartige Wirkungen im Organismus werden von den meisten Autoren als unspezifische Reizwirkungen aufgefaßt. Daß es aber echte Antagonismen zwischen Bakterien im lebenden Organismus und in der Kultur gibt, kann heute nicht mehr bezweifelt werden. Neuere Beobachtungen darüber vor der Entdeckung des Penicillins siehe bei NEUFELD. FLEMING machte 1929 die einfache Grundbeobachtung über einen Antagonismus in vitro des Penicillium notatum gegen einzelne pathogene Erreger. Erst 10 Jahre später wurde diese Feststellung von FLOREY und seinen Mitarbeitern in größerem Rahmen systematisch bearbeitet. Nach komplizierten, chemischen Entwicklungsarbeiten klärten sie diesen Antagonismus exakter und entdeckten das *Penicillin*. Hierdurch ist eine neue Forschungsrichtung zur Entwicklung chemotherapeutischer Präparate bei menschlichen Infektionskrankheiten gegeben. Alle auch früher beobachteten und die vielen, in den letzten Jahren entdeckten, bakteriellen Antibiosen verdienen seitdem besondere Beachtung (Übersicht bei KILLIAN). Die eingehendere Klärung dieser Antagonismen von Kleinlebewesen mit Beziehungen zur Medizin, ihre Wachstumsverhältnisse in vitro und in vivo, eine eventuelle stoffliche Abtrennung und chemische Darstellung des Antibioseprinzips, die mögliche therapeutische Verwertung der lebenden Mikroorganismen, ist eine sehr umfangreiche und schwierige Aufgabe. Die Chirurgie hofft hier auf neue Behandlungsmethoden für ihre Infektionsprozesse.

Sekundärinfektionen sind häufig von Mischinfektionen nicht abzutrennen, wenn mehrere Keimarten in zeitlicher Folge auftreten, aber am selben Infektionsprozeß teilnehmen. In anderen Fällen ruft aber die Sekundärinfektion von der Erstinfektion verschiedene, deutlich klinisch abgesetzte und oft auch zeitlich entfernte lokale und allgemeine Erscheinungen hervor. Es liegen hier dann *zwei* Infektions*krankheiten* vor. Die gegenseitige Beeinflussung solcher verschiedener Krankheitseinheiten auf infektiöser Grundlage und ihre Bedeutung auf dem Gebiete der Chirurgie soll kurz besprochen werden.

Als Ausgangspunkt der Untersuchung einer **antagonistischen** Wirkung zweier Infektionsprozesse diene eine alltägliche Beobachtung. Der Chirurg weiß, daß er Panaritien oder Phlegmonen ohne besondere Beachtung aseptischer Verhältnisse incidieren kann. Praktisch niemals erzeugt er auch mit unsterilen Instrumenten einen neuen andersartigen Infektionsprozeß oder eine Sepsis. Die Ersterkrankung verleiht dem Organismus eine erhöhte Resistenz gegen eine neue andere infektiöse Erkrankung. Ähnliches kennen wir von der chronisch infizierten granulierenden Wunde. Sie setzt einer Heteroinfektion in der Regel einen erstaunlichen Widerstand entgegen, der nicht nur auf der guten Durchblutung und den anatomischen Verhältnissen des Granulationsgewebes beruht.

Es wird berichtet, daß interkurrente Erysipele Knochen-, Haut-
und Lungentuberkulose günstig beeinflußt haben. Sepsis, Kindbettfieber und Erysipel stehen nach SCHULZ in einem bestimmten
Ausschließungsverhältnis zur Tuberkulose. Es ist keine Phthisika bekannt, die an Kindbettfieber erkrankte (ICKERT). HENSCHEN berichtet
über den günstigen Verlauf von Tuberkulosen als Anschlußkrankheit
nach verschiedenen chrirurgischen Infektionsprozessen. Bei der Lepra
wurden Besserungen durch interkurrente Pockenerkrankungen gesehen
(COREA NETTO). Auch in der experimentellen Bakteriologie gibt es viele
ähnliche Beispiele für einen örtlichen Selbstschutz des bereits infizierten
Gewebes gegen Erkrankung durch Heterobakterien und für die allgemeine Resistenzsteigerung eines schon infektionskranken Organismus
bei interkurrenten, anderen Infektionsprozessen (Beispiele bei ICKERT).
Interessant ist die sichere klinische Erfahrung, daß interkurrente
Erysipele nicht nur einen Heteroinfekt günstig beeinflussen können,
sondern sogar die Reaktionsweise des Organismus bei bösartigen
Tumoren, z. B. Gesichtscancroiden, gelegentlich so verändern, daß
diese Geschwülste spontan verschwinden.

Im Gegensatz zu der oben beschriebenen antagonischen Wirkung
zweier verschiedener Infektionsprozesse aufeinander sind auch Infektionskrankheiten mit *synergistischer* Beziehung beobachtet. Wir
kennen pyogene Infektionsprozesse als Nachkrankheiten bei Allgemeininfektionen, Masern, Scharlach, Grippe, Fleckfieber, Ruhr usw. Hierbei
besteht nicht nur eine erhöhte Infektionsdisposition der Körperoberfläche (Furunkel, Erysipel usw.), sondern auch des Körperinnern
(erhöhte Neigung zu Pyämie, eitriger Arthritis, Otitis media, Thrombophlebitis, Cholecystitis und Appendicitis). Wie ein Experiment wirkt
in diesem Zusammenhang die Beobachtung von BRIEGER und EHRLICH
am Menschen. Bei Injektion einer mit Gasödembacillen zufällig ver-
unreinigten Moschustinktur richteten sie bei gesunden Personen keinen
Schaden an, bei zwei Typhuskranken entstand hierdurch Gasbrand.

Es besteht in solchen Fällen eine allgemeine Resistenzschwäche
gegen neue Infektionen. Ein *Trauma* kann beim so allgemein ge-
schwächten Organismus die Neuinfektion auffällig lokalisieren. Eine
eben abgeheilte, nicht infizierte Kniekontusion bildet sich nach einer
Influenza zur eitrigen Arthritis aus. Nach einer stumpfen Armkontusion
erkrankt jemand an Grippe, darauf bildet sich ohne Verwundung hämatogen eine Myositis. Nach aseptischer Operation z. B. einer Schulter-
luxation entsteht eine Angina, darauf schwere Mischinfektion der
Operationswunde, die nicht auf größeren Asepsisfehlern beruht
(OBERHOLZER).

Es sind auch dispositionsfördernde Beziehungen zwischen zwei
lokalen Infektionsprozessen bekannt, bei denen man nicht die

„Schwächung des Allgemeinzustandes" zur Erklärung der Anfälligkeit heranziehen kann. Die gonorrhoische Nebenhodenentzündung des Mannes disponiert nach alter Auffassung zur Tuberkulose am selben Ort (BEITZKE, HENSCHEN). Im Kaninchenversuch erzielte GLEIBERMANN bei intravenöser Einverleibung von Kochbacillen die Erstansiedlung der Tuberkelbacillen im Hoden, wenn die Tiere früher eine syphilitische Orchitis durchgemacht hatten. HENSCHEN zitiert viele Beobachtungen über Tuberkulose beim Menschen als örtliche Anschlußkrankheit lokalisierter heterologer Infektionsprozesse, z. B. eitriger Salpingitis, Prostatitis, unspezifischer Harninfektion, Osteomyelitis, pyogener Arthritis und postpneumonischer Pleuritis. Es wird örtlich die Anfälligkeit zur Tuberkulose erhöht. Der Tuberkuloseverlauf ist danach gutartig. Es bestehen also umgekehrte Verhältnisse wie bei einer sekundären Eitermischinfektion einer primären Tuberkulose, bei der die Krankheit verschlimmert wird.

Zwei verschiedene, regionär getrennte Infektionsprozesse können sich auch gegenseitig fördernd beeinflussen. Zum Beispiel eine Herdinfektion des Mundes kann eine Colierkrankung der Gallenblase, eine Pyelitis oder Appendicitis in ihrer Entstehung begünstigen (VEIL). Das Wechselspiel kann zurückschlagen. Der primäre Streptokokkenfokus des Mundes wird durch die periphere sekundäre Colierkrankung der Gallenblase wieder aktiviert. Dann kann im Zuge einer Streptokokkengeneralisation die Colierkrankung der Gallenblase sich wandeln zum Streptokokkenprozeß.

Die oben zitierten Beispiele einer teils dispositionsfördernden, teils resistenzverstärkenden Wirkung einer infektiösen Ersterkrankung auf eine Zweiterkrankung finden eine Parallele in der Wirkung zweier *nichtinfektiöser Entzündungsherde* auf eine andere. Wir wissen, daß ein künstlich mit Glüheisen oder Terpentinöl gesetzter Zweitherd die Abheilung eines entfernten Erstherdes beschleunigen kann. Umgekehrt kann ein lokalisierter Zweitherd, z. B. ein Lichterythem, einen entfernt liegenden, andersartigen Entzündungsherd wieder anfachen oder nach Abheilung wieder aufwecken (FISCHER-WASELS).

Welche *Erklärung* finden wir für diese verschiedenartigen Beispiele gegenseitiger Beeinflussung zweier Infektionsprozesse und ihre doppelsinnige Wirkungsmöglichkeit? Ob eine Erstinfektion für das Geschehen einer Zweitinfektion resistenzerhöhend oder -mindernd wirkt, hängt wesentlich von der Intensität des Reizes durch die Ersterkrankung ab. Ist die *Dosierung des Erstprozesses* nach Umfang und Zeitabstand so, daß er den Körper zur gesteigerten Reaktion im Sinne einer „unspezifischen Reiztherapie" oder „Heilentzündung" anregt, dann wirkt er günstig. Erschöpft der Erstherd den Organismus, dann wirkt er resistenzmindernd.

Zur Erklärung obiger umstimmender Wirkungen eines Infektionsprozesses auf einen nachfolgenden sei besonders auf das Kapitel „Pathergie" verwiesen, wo von allgemein pathologischen Gesichtspunkten auf derartige Änderungen der Reaktionsweise eingegangen wird. Die dort näher ausgeführten Gesetze helfen uns zu einer logischen Ordnung und zum besseren Verständnis der zitierten klinischen Beobachtungen.

In unseren Problemkreis gehört auch die gegenseitige Beeinflussung *zweier Lokalisationen derselben Infektionskrankheit.* Bei einer Pyämie verläuft der Primärherd progredient und bösartig. Alle Metastasen, z. B. in der Muskulatur, der Subcutis oder in den Gelenken bieten dagegen auffällig milde entzündliche Reaktionen. Die Reaktionsfähigkeit des Gesamtkörpers, speziell des Retikuloendothelialsystems, ist bei der Generalisation des Infektes herabgesetzt. Experimentell kann ich durch allgemeine Tuschelblockade des Retikuloendothelialsystems beim Tier eine Hemmung künstlich erzeugter, auch abakterieller örtlicher Entzündungen erzielen. Bei einer septischen Allgemeininfektion, z. B. der akuten Osteomyelitis, ist die Reaktionsbereitschaft der Haut gegenüber einem Ultraviolettstrahlenreiz allgemein herabgesetzt (HEGEMANN).

Bei den verschiedensten Formen der peripheren Tuberkulose verläuft eine gleichzeitige Lungentuberkulose gutartig. Es besteht ein gewisses Ausschließungsverhältnis zwischen Lungen- und peripherer Organtuberkulose. Aus einer chronischen Organ- und Systemtuberkulose entwickelt sich kaum einmal eine Miliartuberkulose, wenn nicht ein Trauma, z. B. Redressement forcé bei der Gelenktuberkulose, gewaltsam interveniert (AIDELSBURGER, ICKERT u. a.). Bei fortschreitender chronischer Lungentuberkulose fand RANDERATH in 80% miliare Tuberkel in Wirbeln, Sternum, Rippen und Oberschenkelknochen. Unter 1085 Kranken mit fortschreitender Lungentuberkulose stellte ALEXANDER aber nur 5, und zwar klinisch abgeheilte Skelettuberkulosen fest. Eine pathologisch-anatomisch erweisbare, miliare Tuberkelaussaat ins Skeletsystem bei fortschreitender Lungentuberkulose entwickelt sich nur in den seltensten Fällen zur manifesten Knochentuberkulose. Bei einer Skelettuberkulose finden sich spezifische Lungenveränderungen sehr häufig. Dies ist gut verständlich, da die tuberkulöse Streuung meist von der Lunge ihren Ausgang nimmt. Bei der Tuberkulose beobachten wir die auffällige Beschränkung auf ein Organsystem, z. B. Knochen oder Urogenitalapparat. Der Sitz der ersten Ansiedlung bestimmt die Lokalisierung weiterer Metastasen. Nach einseitiger Nierentuberkulose erkrankt hämatogen der übrige Urogenitalapparat und nicht ein anderes Organ (WILDBOLZ 1939). Bei erstmaliger Erkrankung in einem Organsystem liegt eine erhöhte Disposition zu weiteren Lokalisationen in diesem System und eine erhöhte

Resistenz anderer Systeme gegen die Tuberkulose vor. Andererseits führt die Entfernung des Primärherdes in einem Organsystem, z. B. im Urogenitaltractus, Exstirpation einer tuberkulösen Niere, zur erhöhten Resistenz des gesamten übrigen Systems, der anderen Niere und der Blase, oder nach Entfernung des Nebenhodens hebt sich die Abwehrkraft der Prostata.

Noch auffälliger ist die Beobachtung, daß eine Erstinfektion, z. B. eine Tuberkulose oder Lues, eine Disposition zu genau *symmetrischen* Zweitherden hervorruft. Bei den paarigen Organen Niere oder Auge könnte hier die Erklärung ABDERHALDENs befriedigen, daß z. B. beim tuberkulösen Herd in einer Niere hier spezifische Eiweißkomplexe frei werden, die zur Bildung nierenspezifischer Cytotoxine führen und die bis dahin gesunde andere Niere elektiv schädigen. Wenn aber genau symmetrische Haut- oder Skeletstellen erkranken, wird man ohne Annahme nervöser Einflüsse kaum auskommen können (s. Kapitel „Nerven und Psyche"). Nach WILDBOLZ ist für die symmetrische Erkrankung der anderen Niere eine schon vor der Erstinfektion bestehende angeborene Organminderwertigkeit maßgebend, die ihren Ausdruck findet in der familiären Häufung von Nierentuberkulosen.

Zweiterkrankungen. Wir wollen in diesem Abschnitt der Frage nachgehen, in welchem Maße eine andere nicht infektiöse Krankheit die Abwehrlage gegenüber chirurgischen Infektionsprozessen verändern kann. Hier soll nicht besprochen werden ein *zufälliges* Zusammentreffen anderer Krankheiten mit Infektionsprozessen ohne nähere gegenseitige Beziehung. Nur wenn die „Nebenkrankheit" mit dem Infektionsprozeß irgendwie über den Zufall hinaus gesetzmäßige gegenseitige Beziehungen hat, interessiert sie uns. Wir sprechen von *Syntropie*, wenn die andere Erkrankung und der Infektionsprozeß häufiger als durchschnittlich zusammentreffen, wenn zwischen beiden Erkrankungen ein Schrittmacherverhältnis oder Synergismus besteht. Wir nennen *Dystropie* ein Ausschließungsverhältns oder Antagonismus beider Prozesse (v. PFAUNDLER, H. SCHULZ, RÖSSLE, ICKERT u. a.). Das klare Beispiel einer Syntropie ist die Förderung einer progressiven Lungentuberkulose durch eine Pulmonalstenose, das Beispiel einer Dystropie der Antagonismus zwischen Mitralstenose und einer progressiven Lungentuberkulose. Wie bei so vielen Fragen der Infektionsdisposition hat die Tuberkuloseforschung dieses Gebiet in einer Weise geklärt, daß aus anderen Kreisen der menschlichen Infektionslehre diesem kaum etwas Gleichwertiges zur Seite gestellt werden kann.

Aus vielen Beispielen seien nur die chirurgisch interessanten Syntropie- und Dystropiebeziehungen ausgewählt. Bei *tuberkulösen* Patienten soll ein *Magengeschwür* gehäuft vorkommen. Die Tuberkulose soll bei dieser Kombination gutartig chronisch verlaufen (ICKERT).

Wie problematisch und unklar diese Beziehung aber bleibt, siehe Monographie E. M. MÜLLER.

Eine Kombination *Lymphogranulomatose-Tuberkulose* wird soviel häufiger, als nach dem Zufall zu erwarten, beobachtet, daß man die HODGKINsche Erkrankung als durch Tuberkulose bedingt ansah. Die Bedeutung des *Diabetes* als Schrittmacher für Infektionsprozesse wurde im Kapitel „Hormone" näher besprochen.

Über den möglichen dispositionsfördernden Einfluß von vielerlei *Nierenerkrankungen* auf die Nierentuberkulose bringt WILDBOLZ eine breite Kasuistik. Trauma, Mißbildung, Wanderniere, Pyelitis und Hydronephrose sollen gelegentlich zur Tuberkulose disponieren. Eine solche Zusammenstellung von klinischen Einzelbeobachtungen ist wenig verwertbar und mit oben zitierten, exakter bewiesenen Syntropien nicht vergleichbar.

Bei der genuinen *Nephrose* besteht eine auffällige Disposition zu Infekten, Pneumokokkenperitonitis, Erysipel, Bronchitis, Angina. Die Blutbactericidie ist hierbei vermindert. HORSTER fand auch die Phagocytosekraft herabgesetzt. Er bringt die vermehrte Infektionsdisposition bei der Nephrose ebenso wie bei Myxödem, Schwangerschaft, Kastration, Avitaminosen und nach starker Röntgenbestrahlung mit Störungen des Cholesterinstoffwechsels in Verbindung.

Arteriosklerose, Asthma, akute Nephritis, Gelenkrheumatismus und Venenentzündung stehen in einem *Dystropie*verhältnis zur *Tuberkulose.* Diese Krankheitsgruppe läßt sich in den Kreis der „*reizbaren Konstitution*" einordnen, die nach KLARE u. a. die Resistenz bei der Tuberkulose erhöht (s. Kapitel „Konstitution").

Bei der *Spina bifida* ist nach Beobachtungen von WIESE eine besondere Disposition zur *Coxitis tuberculosa* gegeben. Er konnte in 75% der Fälle von Coxitis tuberculosa eine Spina bifida occulta feststellen, während gleichalterige Kinder mit visceralen Formen der Tuberkulose in 79% keine Spina bifida aufwiesen. *Verschiedene Erkrankungen des Skelets* stehen in einem gewissen Ausschließungsverhältnis zur Tuberkulose. Sie bringen für den erkrankten Körperteil eine erhöhte Resistenz gegen Knochentuberkulose (PITZEN, WIESE), es sind Chondrodystrophie, angeborene Hüftverrenkung, Klumpfuß, Extremitätenlähmung, primäre Arthropathia deformans, Coxa vara adolescentium, KÖHLERsche Erkrankung, Osteochondritis dissecans, neuropathische Arthropathie, Blutergelenke, Osteomyelitis und abgeheilte eitrige Gelenkentzündungen. PITZEN erklärt diese ortsbedingte hohe Abwehrkraft für einen Teil dieser Zustände mit cyanotischen Stauungen (Skoliose: Stauung des kleinen Kreislaufs), für einen anderen Teil mit krankheitsbedingter arterieller Hyperämie (Osteomyelitis).

Zur Erklärung obiger klinischer Erfahrung ist hier auf ein allgemein-pathologisches Gesetz hinzuweisen. Das lebende Gewebe setzt jedem auch heterologen Zweitreiz eine andere Reaktionslage entgegen (s. hierzu Kapitel „Pathergie"). Nach den Untersuchungen von Schmidt, R. Engel u. a. zeigen *Krebs*kranke in ihrer Vorgeschichte auffällig weniger Infektionskrankheiten als der Durchschnitt.

Die den Chirurgen besonders interessierende Bedeutung eines *Traumas* für die individuelle Reaktionsweise bei Infektionsprozessen ist in einem eigenen Kapitel besprochen.

Literatur.

Aidelsberger: Beitr. Klin. Tbk. **61** (1925).

Brunner, C.: Handbuch der Wundbehandlung. Stuttgart 1926.

Calvé: La Tuberculose ostéo-articulaire. Paris 1935. — Contini et Francini: La prat. Chir. 5, H. 3 (1939). — Correa Netto: Z. ärztl. Fortbild. **1923**, Nr 23/24.

Engel: Wien. klin. Wschr. **1934**, 1118.

Fischer-Wasels: Frankf. Z. Path. **42**, 1 (1931). — Frei, W.: Erg. Path. **31**, 1 (1936).

Gins: Zbl. Bakter. usw. I **145**, 402 (1940). — Gleibermann: Ref. Z.org. Chir. **1940**. — Glotowa u. Grotko: Zbl. Bakter. usw. I **135**, 402 (1935).

Hegemann, F.: Z. Hyg. **124**, 202. — Hegemann, G.: Beitr. Klin. Tbk. **93**, 683 (1939). — Henschen: Arch. klin. Chir. **189**, 720 (1937). — Hettche: Arch. Hyg. (D.) **107**, 337 (1932). — Zbl. Immunit.forsch. usw. **83**, 499 (1934).

Ickert: Handbuch der Tuberkulose, Bd. I. 1943.

Jaeger: Zbl. Chir. **1938**, 2274.

Killian: Die Penicilline. Die Pharmazie, Erg.-Bd. 1, Beih. 1. Berlin 1946. Kolle-Hetsch: Bakteriologie. Berlin 1938. — Konjetzny: Med. Welt **1940**, 185, 209.

Lode: Handbuch der pathogenen Mikroorganismen, Bd. 6, S. 163. Jena 1929.

Müller, E. M.: Peptisches Geschwür und Tuberkulose. Leipzig 1941.

Necker: Handbuch der Urologie, Bd. 3, S. 1. Berlin 1928. — Neufeld, F:. Schweiz. med. Wschr. **1935**, 538.

Pfaundler, v. u. Sehrt: Z. Kinderhk. **1930**, 100. — Pitzen: Z. orthop. Chir. **61**, 318 (1934). — Arch. orthop. u. Unfallchir. **35**, 688 (1935).

Rössle: Dtsch. med. Wschr. **1932**, 164.

Schmidt, R.: Med. Klin. **1910**, 1690. — Schulz: Reichsgesetzbl. **1939**, H. 14. — Seifert: Zbl. Chir. **1938**, 1858. — Seitz: Handbuch der pathogenen Mikroorganismen, Bd. 1, S. 503. Jena 1927. — Sobernheim: Handbuch der pathogenen Mikroorganismen, Bd. 3, S. 1064. Jena 1931.

Veil: Fokalinfektion. Jena 1942.

Weber: Erg. Tbk.forsch. **9**, 321 (1939). — Wiese: Beitr. Klin. Tbk. **86**, 575 (1935). — Wildbolz: Handbuch der Urologie, Bd. 4/II, S. 1. Berlin 1927. — Arch. klin. Chir. **196**, 342 (1939).

Zeissler: Dtsch. med. Wschr. **1946**, 171. — Zbl. Chir. **1939**, 1013.

9. Pathergie.

Die Gesamtheit aller Reaktivitätsänderungen gegenüber dem Durchschnitt haben BIER als *Metakinese* und HEUBNER als *Allobiose* bezeichnet. Zu ihnen gehören die in den anderen Kapiteln dargestellten Abweichungen in der Reaktionsweise bei chirurgischen Infektionsprozessen durch Einflüsse der Konstitution, des Erbgefüges, des Nervenstatus, der psychischen Einstellung und der Ernährungs- und Stoffwechsellage. Hiervon sind bei sauberer Definition diejenigen Umstimmungen der individuellen Reaktionsweise abtrennbar, bei denen eine veränderte (erhöhte oder verminderte) Reaktionsbereitschaft erworben wird durch wiederholte Einwirkung gleicher, ähnlicher oder ganz verschiedenartiger Reize. Solche *durch Reizeinwirkung eintretenden pathologischen Umstimmungen der Reaktibilität* hat RÖSSLE in den Begriff der **Pathergie** zusammengefaßt. Diese Begriffsprägung hat sich für eine logische Ordnung und Weiterentwicklung unserer Kenntnisse von den allgemeinen Krankheitsbedingungen als besonders wertvoll erwiesen. Die Bedeutung der hierin umgrenzten Verhältnisse für unser Problem soll im folgenden gezeigt werden. Diese Darstellung beruht im wesentlichen auf experimentellen und allgemein-pathologischen Ergebnissen. Siehe zur Ergänzung auch das mehr auf klinischen Befunden aufgebaute Kapitel „Mischinfektion, Sekundärinfektion und Zweiterkrankung".

Im Gebiet der Pathologie ist als besonderer Kreis die **spezifische Allergie** abtrennbar. „Sie besteht in einer klinisch oder anatomisch erweisbaren Änderung der Reaktionsfähigkeit auf die wiederholte Einführung *ein und derselben* körperfremden Stoffart" (RÖSSLE). Von DÖRR wird hierzu noch in strengerer Umgrenzung die Unabhängigkeit der Reaktion von den pharmako-dynamischen Eigenschaften der auslösenden Substanz und der Nachweis einer Antigen-Antikörper-Reaktion als Kriterium gefordert. Von vielen Seiten ist die Bedeutung allergischer Reaktionen für das Zustandekommen, die Symptomatologie und die Abwehrlage bei Infektionskrankheiten betont H. SCHMIDT, URBACH u. a.). Welche Änderungen in der individuellen Reaktionsweise bei Infektionsprozessen in der Chirurgie kann uns die „Allergie" erklären?

Wir wissen, daß pathogene Staphylokokken die Haut des Menschen von der Geburt an dauernd besiedeln. Trotzdem entsteht kein Furunkel. Es wird angenommen, daß erst der *mehrfache* Kontakt mit dem *gleichen* Antigen, Staphylokokken, eine Sensibilisierung des Organismus hervorruft, die dann eine abriegelnde lokale Entzündung, den *Furunkel*, hervorruft (H. SCHMIDT, POHL). Hiermit stimmt überein, daß Furunkel und Karbunkel im Säuglingsalter gar nicht, im Kindesalter selten vorkommen (s. Kapitel „Lebensalter"). Erst im späteren Kindesalter antwortet der Organismus auf den Staphylokokkenreiz mit vermehrter lebhafterer Reizbeantwortung, dem Furunkel (Beispiel der hyperergischen Allergie). Wenn sich aus einem chronischen Streptokokkenherd ein *septischer* Infektionsprozeß entwickelt, wechseln plötzlich die klinischen Erscheinungen und pathologisch-anatomischen Befunde trotz gleichbleibender primärer Erregereigenschaften und Infektionsmengenverhältnisse. Wir sehen hier sehr ähnliche Symptome und histologische Befunde wie beim Serum-Hyperergie-Modellversuch des Kaninchens, wo dasselbe unbelebte Eiweißantigen beim Mehrfachkontakt eine Allergie erzeugt und plötzlich zu einer ganz neuartigen Reaktion führt. Aus dieser Analogie hat man die allergisch-hyperergische Natur septischer Prozesse abgeleitet (KLINGE).

Bei allen bisherigen Versuchen, die *akute Osteomyelitis* des Menschen im Tierexperiment nachzuahmen, wurden nur Staphylokokkenknochenherde erzielt als Teilerscheinungen einer progredienten Allgemeininfektion, an der das Tier starb. Am nicht vorbehandelten Tier konnte eine chronische oder subakut verlaufende Knocheneiterung, wie sie die Osteomyelitis des Menschen darstellt, nicht erreicht werden. DERIZANOW erzielte an mit Pferdeserum sensibilisierten Kaninchen nach Serum + Staphylokokken-,,Erfolgsinjektion'' ins Knochenmark einen chronisch fistelnden Staphylokokkenknochenprozeß. Schon die Serumdosis allein in den Knochen injiziert, also die Erzeugung eines ARTHUSschen Phänomens dort, zeigte eine chronische, eigengesetzliche Weiterentwicklung von Knochennekrosen und Umbauten, die mit den Vorgängen der menschlichen Osteomyelitis einige Ähnlichkeit haben. Diese Untersuchungen treffen sich mit den Ideen RITTERs, der betont, daß bei der akuten Osteomyelitis nicht die Bakterienembolie, oder Erregervirulenzänderungen entscheidend sind, sondern eine primäre Veränderung des Infektionsterrains, Nekrosen im Knochen, die den Infektionsprozeß einleiten.

Auch für das Zentralproblem der Pathogenese der *Appendicitis*, warum dieselben Erreger des Wurmfortsatzes einmal als banale Standortflora reizlos vertragen werden, ein anderes Mal dieselben Keime einen akuten Infektionsprozeß auslösen, hat man allergische Erscheinungen zur Erklärung herangezogen. Es ergeben sich für diese Theorie mancherlei experimentelle, pathologisch-anatomische und klinische Unterlagen (FISCHER und KAISERLING, HEGEMANN, weitere auch kritische Literatur bei ASCHOFF).

Über die Bedeutung allergischer Reaktionen bei der *Tuberkulose* s. ICKERT.

Die Annahme der spezifisch-allergischen Natur oben gestreifter Resistenzänderungen bei chirurgischen Infektionsprozessen wird durch

Analogie der anatomischen und klinischen Bilder mit den Modellversuchen beim serumsensibilisierten Tier gestützt. Der Nachweis einer Antigen-Antikörper-Reaktion im Sinne Doerrs ist bei obigen Prozessen bisher kaum exakt erbracht.

Ein Arzt könnte hier fragen, ob die allergische Reaktionsbereitschaft die Abwehrlage bei Infektionsprozessen verbessert oder verschlechtert. Auf die komplizierten Beziehungen zwischen Allergie und Immunität kann hier nicht näher eingegangen werden. Siehe hierzu H. Schmidt und Ickert. Die hyperergische Reaktion führt bei den örtlichen Prozessen der Chirurgie in der Regel zu vermehrter Zellreaktion und somit zur schnellen lokalen Verhaftung und Unschädlichmachung eines Erregers (z. B. Furunkel). Durch eine hyperergische Reaktion kann aber auch z. B. bei der Tuberkulose eine schnellere Einschmelzung eines tuberkulösen Herdes mit miliarer Aussaat erfolgen. Die „Nützlichkeit" ist wahrscheinlich eine naturwissenschaftlich unrichtige und zu sehr ärztliche Fragestellung, ebenso wie die Diskussion über die „Zweckmäßigkeit" der Entzündung oder des Fiebers. Die Fähigkeit zur Allergie ist eine Grundeigenschaft des lebenden Organismus. In ihr stecken die gesund erhaltende Fähigkeit zur Erregerabwehr und die uns als Krankheit gegenübertretenden Funktionsänderungen bei Infektionsprozessen.

Dies sei zur Allergie noch ausgeführt: Wenn wir auch durch viele Beobachtungen und Experimente gut unterbaute Vorstellungen vom Mechanismus spezifisch allergischer Reaktionsänderungen haben und diese Vorstellungen fruchtbar auf menschliche Krankheitsbilder anwenden, so ist uns die Frage, *warum* einzelne Menschen diesen Mechanismus häufig und andere selten in Gang setzen, unerforschter und kaum geklärt. Der „*Allergiker*", der konstitutionsmäßig sehr auffällig zu allergischen Reaktionen neigt, zeigt, daß zu dem Vorhandensein des besonderen Antigens und umstimmungsfähiger Säfte und Zellen des Organismus eine steuernde „*Individualität*" hinzukommen muß (siehe hierzu auch die Kapitel „Konstitution" und „Erbe").

Die krankhaften Umstellungen durch äußere Reize in der Reaktionsbereitschaft des Organismus sind durchaus nicht nur beschränkt auf Einwirkungen *desselben* Reizes, z. B. ein und desselben Erregers. Der gegen ein spezifisches Antigen sensibilisierte Organismus befindet sich im Zustand hochgradig gesteigerter Entzündungsbereitschaft auch gegenüber den mannigfaltigsten, *ganz andersartigen* Reizstoffen. Solche Erscheinungen sind von Moro und Keller als **Parallergie** bezeichnet und dem Hauptbegriff der „Pathergie" untergeordnet worden. Auch solche unspezifisch veränderte Gewebsleistungen spielen für die Erklärung der individuellen Reaktionsweise bei Infektionskrankheiten eine bedeutende Rolle.

Aus den vielen experimentellen und klinischen Beispielen hierfür sollen nur einige ausgewählt werden, die uns zum Verständnis der Individualpathologie chirurgischer Infektionsprozesse weiterhelfen. Spritzt man einem Normalkaninchen Colibacillen ein, dann führt das nur zu einer minimalen Gewebsirritation. Führt man aber einem mit Tuberkelbacillen vorbehandelten und allergisierten Tier die gleichen sonst harmlosen Colibacillen zu, dann entstehen erhebliche Infiltrationen und Einschmelzungshöhlen (BIELING). Sonst apathogene Erreger können also im durch irgendwelche andere Antigene allergisierten Organismus akute, schwere Entzündungen hervorrufen.

Solche parallergischen Verhältnisse, wie dieser Modellversuch BIELINGs sie zeigt, spielen wahrscheinlich eine erhebliche Rolle bei der Entstehung örtlicher Infektionsprozesse in der Chirurgie, z. B. der *Appendicitis*, *Cholecystitis* und *Pyelitis*. Irgend ein chronischer Herdinfekt im Organismus führt zur spezifischen Sensibilisierung. Parallel hiermit erfolgt eine *allgemein* gesteigerte Entzündungsbereitschaft. Die vorher harmlose Standortflora des Wurmfortsatzes, der Gallenblase oder des Nierenbeckens, löst jetzt akute Krankheitserscheinungen aus, z. B. Neuauftreten einer Colicholecystitis nach Streptokokkenangina (BIELING, VEIL, v. BERGMANN).

Ein weiteres Beispiel: Beim Meerschweinchen führen Staphylokokken subcutan gespritzt nur zu ganz schwacher Rötung. Wird das Tier mit Tuberkulose sensibilisiert und dann mit Staphylokokken infiziert, dann rufen die gleichen sonst bedeutungslosen Eiterkokken jetzt eine nekrotisierende Entzündung wie beim Furunkel hervor (WEISFEILER, POHL). Bei der menschlichen *Furunkulose* wird in Analogie hierzu eine Auslösung von Entzündungserscheinungen durch die dauernd auf der Haut vorhandenen, sonst harmlosen Staphylokokken infolge parallergischer Umstimmung der Entzündungsbereitschaft durch andere Infekte, z. B. Tuberkulose, chronische Zahnherde oder Ähnliches, angenommen. Auch die Staphylokokkeninfektion selbst könnte, nicht parallergisch, sondern spezifisch-allergisch, zu der veränderten Reaktionslage führen, so daß dann aus dem ersten Furunkel sich eine Furunkulose entwickelt. MORO und KELLER deuten als Parallergie auch die bei der Skrofulose auftretende Neigung zu Hautinfektionen. Sie nehmen eine durch tuberkulöse Sensibilisierung gesteigerte Hautempfindlichkeit gegenüber pyogenen Kokken an.

Noch ein Beispiel: Impft man vorher tuberkulin-negative Kinder mit Kuhpockenlymphe, so tritt nicht selten eine vorübergehende Tuberkulinempfindlichkeit auf. Oft beobachtet man auch eine postvaccinale Angina (MORO und KELLER). Nach der Impfung besteht eine gesteigerte Entzündungsbereitschaft im Gesamtkörper. Das sonst

reizlose Tuberkulin und eine sonst harmlose Flora auf den Rachentonsillen lösten jetzt akute Erscheinungen aus.

Solche parallergische Mechanismen können uns die *Folge verschiedener
Infektionsprozesse* erklären. Wir sehen, z. B. in der Klinik, daß der
Angina eine Appendicitis und dieser ein Furunkel folgt. Das braucht
nicht „hämatogene Streuung", nicht „Herabsetzung allgemeiner
Widerstandskraft" zu sein, sondern ein lokaler Prozeß beeinflußt
die Reaktionsbereitschaft des Gesamtkörpers und verschafft so eine
andere Disposition auch gegenüber heterologen Antigenen, die dann
eine zweite Infektionskrankheit auslösen.

Zu den parallergischen Erscheinungen gehört auch das sog. SANA-
RELLI-SHWARTZMANsche Phänomen. Wenn man einem Kaninchen
zunächst eine für sich allein kaum entzündungserregende Dosis Staphylokokken in die Appendixwand spritzt, und danach intravenös
ein sonst vollkommen bedeutungsloses Filtrat einer Pyocyaneuskultur,
dann löst dieser Zweitreiz ein akutes Appendicitisbild aus (SANARELLI
zitiert nach H. SCHMIDT). Wenn man Kaninchen intracutan eine für sich
harmlose Menge Bakterienkulturfiltrat subcutan als „vorbereitenden
Reiz" spritzt, entsteht eine nach 24 Stunden abklingende geringe
Entzündung. Werden nun dem gleichen Tier nach 24 Stunden dieselben
sonst ohne merkbare Entzündung vertragenen Kulturfiltrate intravenös appliziert, dann wird durch diesen Zweitreiz eine schwere hämor-
rhagische Entzündung am Ort der vorbereitenden Injektion ausgelöst (SHWARTZMAN). Die Bedeutung solcher Mechanismen für die
Erklärung der Aufweckung latenter Infektionen und der Organwahl
menschlicher Infektionsprozesse liegt auf der Hand. Ebenso verstehen
wir so eher die Dispositions- oder Resistenzveränderungen bei bestimmten Misch-, Sekundärinfektionen und Zweiterkrankungen (s. spezielles
Kapitel).

Parallergische Reaktivitätsänderungen können für die Überwindung
eines Infektes auch *günstig* sein. Im Kapitel „Mischinfektion usw."
werden hierfür Beispiele zitiert, bei denen ein Infektionsprozeß die
Abwehrkraft gegen einen anderen vermehrt.

Bei Infektionsprozessen beobachten wir neben der „*spezifischen
Allergie*" (Umstimmung der Reizbarkeit durch *dasselbe* Antigen) und
neben der „*Parallergie*" (veränderte Reaktibilität durch Einwirkung
verschiedener Antigene) noch eine Reihe krankhaft erhöhter und ver-
minderter Reizbeantwortungen, die RÖSSLE als „*Pathergie im
engeren Sinne*" zusammengefaßt hat. Diese Umstimmungen werden
auch durch Nichtallergene, durch alle möglichen verschiedenen Reize,
unter Umständen sogar in Form pathologischer „bedingter Reflexe"
erworben. Wir wollen die Bedeutung solcher ganz unspezifisch

bedingter Umschaltungen der Reaktibilität für die Disposition und Resistenz bei chirurgischen Infektionsprozessen kurz ausführen.

Die Auswirkung irgendeines Reizes, auch vom Infektionserreger, hängt ab davon, was früher an dem betroffenen Gewebe oder dem Organismus schon vorgegangen ist. Dieses „Ersterlebnis" kann dabei ganz unspezifisch sein und braucht keinen antigenen Charakter zu haben. Hierfür einige Beispiele: Eine Ultraviolettbestrahlung erzeugt im belichteten Hautbezirk schon nach einigen Stunden eine *Unter*empfindlichkeit zur Ausbildung eines Erythems an derselben Stelle bei neuer Bestrahlung. Es besteht aber monatelang an dieser Stelle eine *Über*empfindlichkeit der Capillaren gegen mechanische Reize, z. B. stärkere Rötung bei Reiben (HOFF). Eine Entzündung des Kaninchenohres bei Crotonölanwendung verläuft milder, wenn man das Öl beim zweiten Male aufträgt. Die Unterempfindlichkeit zeigt sich dann auch bei einem andersartigen Zweitreiz, z. B. Verbrühung (SAMUEL). Diese Änderung der Reizbarkeit beruht nicht auf einer Epithelverdickung. Bei mehrfacher Giftapplikation (z. B. von Abrin oder Ricin) auf die Conjunctiva oder eine Hautstelle des Kaninchens hört das behandelte Gewebe allmählich auf, noch irgendeine entzündliche Reaktion zu zeigen, während nichtbehandelte Hautstellen die volle Entzündungsintensität bieten (SPANEDDA, ROSENOW). Spritzt man in die Haut eines Kaninchens zunächst Tusche, dann erfolgt hierauf keine wesentliche entzündliche Reaktion der Haut. Eine nachfolgende intracutane Staphylo- oder Streptokokkeninfektion verursacht jetzt keine nachweisbare Lokalreaktion. Die Bakterien durchtreten die tuscheblockierte Haut, ohne Entzündungserscheinungen hervorzurufen (KUSCHNARJEW). Für solche Änderungen der lokalen Reizbarkeit auch bei einer heterologen Zweiteinwirkung gibt es noch andere thermische, chemische und auch mechanische Beispiele (ASKANAZY, TÖRÖK). Die Grundlagen dieser Veränderungen der Reaktionsbereitschaft sind wohl keine einheitlichen. Die obigen Beispiele zeigen aber, daß hier ein allgemeinbiologisches Gesetz vorliegt und wie verschieden derselbe Reiz, in unserem speziellen Falle die Infektion, sich auswirken kann, je nachdem, was mit dem Gewebe „passierte". Diese Umstimmung kann lokal begrenzt und von der im ganzen Körper wirksamen „omnicellulären Resistenzsteigerung" bei der unspezifischen Reiztherapie mit antigenen Reizmitteln abtrennbar sein. Ähnliche lokale Änderungen der Reaktionsbereitschaft können auch durch eiweißhaltige Mittel erreicht werden, z. B. durch Bakterienfiltrate (HANGER). Wir können also ganz allgemein sagen: Ein Erstreiz ändert die Reaktibilität für einen homologen oder heterologen Zweitreiz. Die Grenzen zwischen „antigener und nicht antigener" und lokaler und omnicellulärer Resistenzsteigerung gehen im lebenden Organismus fließend ineinander über.

7*

Es gehört in diesen Zusammenhang auch die besser studierte Tatsache, daß jede durch Infektion oder andere Reize hervorgerufene *Entzündung* eine unspezifische, örtliche Resistenzerhöhung verleihen kann. Das entzündete Gewebe hat schon vor Eintreffen der Erreger alle „Schnellschutz"- oder „Promunität"-Regulationen in Gang gesetzt, z. B. die lokale Abriegelung der Erreger durch Entzündungszellen und die Blockierung der abführenden Lymphwege (BIELING). Wir sehen, daß eine örtliche Röntgenreizdosis die Resistenz bei beginnenden pyogenen Prozessen und bei einzelnen Formen der Tuberkulose vermehrt. Nach amerikanischen Untersuchungen von KELLY, CANTIL und BUSCHKE an großem Material soll beim Gasödem eine Röntgentherapie jede andere Behandlungsart übertreffen. Die sog. „chemische Wunddesinfektion" frischer Wunden mit Rivanol u. ä. beruht im wesentlichen auf einem unspezifischen Entzündungsreiz (KLAPP, GROSS). Glüheisenbehandlung und Eigenbluttherapie wirken als omnicelluläre Reiztherapie im ganzen Körper, aber auch lokal umstimmend im Sinne der „Pathergie" Jedes entzündete Gewebe bietet dem infizierenden Keim einen anderen „*Ausgangswert*" (WILDER) an als das, an dem nichts „passierte" Nach Thorakotomie eines Empyems führt der Eiter nicht zu einem infektiösen Prozeß der frisch angeschnittenen Brustwand. Der eitrige Pleuraprozeß stimmte das Thoraxwandgewebe schon um. Ganz anders als eine bösartig und stürmisch verlaufende Entzündung zeigt sich die von einem entfernten Panaritium ausgehende Subpectoralphlegmone in einem nicht beeinflußten Terrain der Brustwand. Praktisch niemals entsteht bei der Spaltung einer Analfistel trotz massiger Infektion eine schwere Zellgewebsentzündung. Das parafistuläre Gewebe ist schon „präpariert". Solche Beispiele gibt es im Gebiet der Chirurgie noch viele andere.

Es sei hier erwähnt auch die „lokale Immunität", welche nach Vorbehandlung bestimmter Gewebsbezirke (Haut- oder Bronchialbaum) mit spezifischen Vaccinen erzielt wird (BESREDKA, FREDERICK). Hierbei tritt eine örtliche Resistenzerhöhung auf ohne Änderung des spezifischen Antikörperbestandes. In den vorbehandelten Gewebsbezirken lassen sich histologisch vermehrt Makro- und Mikrophagen nachweisen (CANNON).

KATZENSTEIN versuchte solche Beobachtungen auf die chirurgische Praxis zu übertragen. Er führte Hauttransplantationen aus auf infizierte Defekte nach künstlicher Infektion des Transplantates und Übertragung des Lappens erst nach Überstehen seiner Entzündung auf das infizierte Terrain. Er führte Knochentransplantationen mit befriedigendem Erfolg im infizierten Milieu aus mit Entnahme des Spanes aus der nächsten auch schon spontan infizierten oder „vorbehandelten" Umgebung der Überpflanzungsstelle. KATZENSTEINs Ideen wurden von dem Amerikaner Rous neuerdings wieder aufgenommen. Er reizte Hauttransplantate vor der Übertragung mit Aceton oder Chloroform. So vorbehandelte Transplantate waren nach der Überpflanzung resistenter gegen Infektionen, sie zeigten eine bessere Wachstumstendenz und eine schnellere Vascularisation. Histologisch fand er in ihnen vermehrt Mitosen.

Unspezifische *pathergische* Umstimmungen können *auch* eine *vermehrte Disposition* zu infektiösen Erkrankungen verleihen. Es ist bekannt, daß ein durch Infekt oder Trauma entzündetes Gewebe, z. B. ein künstlicher Fixationsabsceß, einzelne im Blute kreisende Erreger, z. B. Streptokokken oder Tuberkelbacillen, an sich zieht. Die italienische Schule um Ascoli bezeichnet solche „Zusammenrufungen" hämatogener Streuungen an lokal umgestimmten Gewebspartien als „*Anachorese*". Peiser machte schon 1907 ähnliche Beobachtungen, daß bei intravenöser Keiminjektion bei Kaninchen die Erreger sich nur dann in serösen Höhlen (Pleura, Perikard, Bauchfell) ansiedeln, wenn deren Serosa vorher entzündlich gereizt wird. Siehe weitere klinische Beispiele aus der menschlichen Pathologie hierzu im Kapitel „Mischinfektion, Sekundärinfektion, Zweiterkrankung" und „Trauma".

Die russische Schule um Speranski (s. Kapitel „Nerven und Psyche") erklärt mit größtem experimentellem Beobachtungsmaterial die eigenartige Disposition einmal umgestimmter Gewebe zu neuen Infektionsprozessen durch einen, sich beim Erstprozeß entwickelnden, „neurodystrophischen" Vorgang, der sich auch nach klinischer Abheilung des Erstherdes im Gewebe erhält. Veils klinische Erfahrungen beim Menschen treffen sich mit den experimentellen Beobachtungen Speranskis. Veil weist auf eine wesentliche Beteiligung des Zwischenhirns bei solchen spezifischen oder unspezifischen Umstimmungen hin.

Literatur.

Aschoff: Erg. inn. Med. 54, 144 (1938). — Askanazy: Handbuch der normalen pathologischen Physiologie, Bd. 13, S. 279. 1929.

Berger-Hansen: Allergie. Leipzig 1940. — Besredka: Die lokale Immunisierung. Leipzig 1926. — Bieling: Innere Medizin und Chemie, Bd. 2, S. 76. Leverkusen 1934.

Cannon: Zit. nach Frederick. — Cantil and Buschke: Radiology (Am.) 43, 333 (1944). Ref. Klin. Welt 1947, 368.

Derizanow: Ref. Z.org. Chir. 87, 84 (1937).

Fischer u. Kaiserling: Virchows Arch. 297, 146 (1936). — Frederick: J. amer. med. Assoc. 97, 1193 (1931).

Gross: Zbl. Chir. 68, 676 (1941).

Hanger: J. exper. Med. (Am.) 52, 485 (1930). — Hegemann, G.: Erscheint im Zbl. Chir. — Hoff: In L. R. Müller, Lebensnerven, 1931.

Ickert: Handbuch der Tuberkulose, Bd. 1. 1943.

Katzenstein: Berl. klin. Wschr. 1911, 26. — Zbl. Chir. 1917, 310. — Dtsch. med. Wschr. 1918, 372. — Med. Klin. 1925, 83. — Kelly: J. amer. med. Assoc. 1936, 1114. — Ann. Surg. 1937, 105. — Klinge: In Berger-Hansen.

Moro u. Keller: Klin. Wschr. 1935, 1.

Naegeli: Schweiz. med. Wschr. 1929, 1197.

Peiser: Bruns' Beitr. 55, 484 (1907). — Pohl: Klin. Wschr. 1938, 741.

Ritter: Arch. klin. Chir. 180, 87 (1934). — Rössle: Klin. Wschr. 1933, 574; 1936, 809. — Rosenow: Handbuch der biologischen Arbeitsmethoden, Abt. VIII, Teil 2, H. 1. 1926. — Rous: J. exper. Med. (Am.) 83, 383 (1946). Ref. J. amer. med. Assoc. 1946, 449.

Samuel: Virchows Arch. 127, 467 (1892). — Sanarelli: Zit. nach H. Schmidt. Schmidt, H.: Med. Welt 1941, 129. — In Allergie von Berger-Hansen. — Shwartzman: Zit. nach H. Schmidt. — Spanedda: Ref. Zbl. Bakter. usw. 136, 451.

Török: Ref. Ber. Physiol. 112, 294 (1938).

Urbach: Klinik und Therapie allergischer Krankheiten. Wien 1935.

Veil: Klin. Wschr. 1933, 1763.

Weissfeiler: Amer. Rev. Tbc. 32, 719 (1935).

10. Trauma.

Traumen, plötzliche, schädigende Einwirkungen von außen, spielen in der Chirurgie eine so wichtige Rolle, daß die Bedeutung solcher Vorgänge für die Empfänglichkeit und den Verlauf bei Infektionsprozessen in diesem besonderen Kapitel besprochen werden soll. „Nach einer Verletzung entsteht durch Keimbesiedlung von außen eine Wundinfektion." So selbstverständlich und unproblematisch gleichlaufend ist die Beziehung Trauma-Infekt nicht. Die folgende Darstellung soll zeigen, wie ein Trauma die Anfälligkeit und den individuellen Verlauf infektiöser Prozesse richtunggebend bestimmen kann. Es soll hierbei weniger die Tatsache ausgeführt werden, daß Traumen in der verschiedensten Weise Infektionsmaterial in den Körper hineinbringen. Uns interessiert hier mehr, in welcher Weise beim Vorhandensein von Erreger und Organismus ein Trauma in das Anpassungsverhältnis zwischen beiden eingreift, und die Invasion und Ansiedlung der Erreger sowohl wie die Lokalisation und den Verlauf des Prozesses entscheidend beeinflußt.

Es sei zunächst die Bedeutung des Traumas bei der *Invasion der Erreger* in den Organismus festgestellt. Ein Eindringen der Keime ins Gewebe, „Infektion", bedeutet noch keine „Infektionskrankheit". Bei den sog. *pyogenen Erregern*, besonders Streptokokken und Staphylokokken, führt die Besiedlung einer frischen Wunde oft zu örtlichen und

allgemeinen Störungen (Infektionskrankheit). Nicht bei allen Keimarten bewirkt die Gegenwart der Erreger allein schon den entsprechenden
Krankheitsprozeß. Jede erdbeschmutzte Wunde ist immer mit *Gasödemerregern* massiv infiziert. Die Erkrankung an Gasbrand erfolgt
aber nur in den seltensten Fällen, wenn zur Keimanwesenheit *besondere*
Wundverhältnisse hinzukommen. Diese hängen von der Art eines ein-
wirkenden Traumas häufig entscheidend ab. Eine traumatisch bedingte *Primärtuberkulose* kann durch Inokulation der Tuberkelbacillen
entstehen an der Haut, den Schleimhäuten und Sehnenscheiden, z. B.
bei Pathologen, Fleischbeschauern, Köchinnen u. a. Das Vorkommen
einer durch Trauma entstandenen primären Knochentuberkulose ist
bisher nicht bewiesen (HABERLAND) trotz Infektionsmöglichkeiten, z. B.
bei Thorakoplastiken.

Für das Eindringen, Haften und Krankmachen des Erregers bei
einer primären Infektion hat die *Art* des Traumas und der *Charakter* des
traumatisch bedingten Gewebsschadens ausschlaggebende Bedeutung.
Unter den *mechanischen* Verletzungen kennen wir den glatten *Schnitt*
als günstig für die Abwehrkraft des Organismus gegen die Entwicklung
eines Infektionsprozesses. Die stärkere, das Infektionsmaterial heraus-
spülende Blutung und die geringere Zellschädigung sind die Grundlagen
dieser Resistenz. Wir wissen, daß bei gleich großer Erregerzahl im
Vergleich hierzu alle *Riß-*, *Schürf-* und *Quetschwunden* mit unregelmäßig zerrissenen Rändern und traumatisierten Zellverbänden eine
größere Disposition zu Infektionsprozessen besitzen. Die ausschlaggebende Bedeutung dieser Verhältnisse berücksichtigen wir bei unserer
operativen Technik. Für die Resistenz gegen ein Vereitern ist wichtiger
als Asepsis die Gewebsschonung. Die Erfolge DIEFFENBACHs in der
vorantiseptischen und voraseptischen Zeit bei seinen plastischen Operationen sind wohl auf diese Gewebsschonung mit zurückzuführen. Bei
der *putriden Infektion* spielt die Keimzahl praktisch eine untergeordnete
Rolle. Beherrschend für die Prognose des Prozesses und führend für
unser therapeutisches Handeln ist hier die traumatische Schädigung
des Infektionsterrains. Dies ist uns aus der Kriegs- und Friedens-
chirurgie an vielen Beispielen demonstriert. Wir können gerade bei
den sich schnell im Gewebe verbreitenden Gasödemerregern eine Wund-
sterilisierung im Sinne FRIEDRICHs innerhalb der 6-Stunden-Grenze
nicht erreichen (DOMAGK). Wir verhüten trotz der nicht zu verhindern-
den Keiminvasion das Gasödem, wenn wir alle traumatisch geschädigten
Zellen ausschneiden.

Verletzungen in der maschinellen *Eisen*industrie (isolierender Ölfilm)
und im Kohlenbergbau (absorbierender Kohlenstaub) neigen relativ
wenig zur Infektion. Dagegen disponieren Verwundungen durch
Leichtmetall bekanntlich zu pyogenen Infekten. Die Ursache dieser

Anfälligkeit ist nicht begründet in einer Resorption von Metallbestand-teilen. Die Leichtmetallsplitter sind eigentümlich scharfkantig und porös im Gegensatz zu den glatteren Eisensplittern (GREMELS). Außerdem besitzen Leichtmetallegierungen nicht die „oligodynamische" Wirkung der Schwermetalle, auf denen sich Bakterien nicht halten. Auf Leichtmetall bleiben Bakterien infektionstüchtig wie auf nicht-metallischen Gebrauchsgegenständen (BUFE). Eichen- und Eschen*holz*-splitter führen meist zu keinen infektiösen entzündlichen Reaktionen des Körpers, während Fichten- und Kiefernholz (Terpentinöl ?) und mit Lack überzogene Holzteile zur Vereiterung neigen (ABRINE).

Bei *Biß*verletzungen erfolgt häufig keine Stichverletzung, sondern eine Quetschung des Gewebes. Neben der eigentümlichen Keimbesiedlung ist die hierdurch hervorgerufene traumatische Degeneration die Ursache der besonderen Anfälligkeit der Bißverletzung für bösartige Infektionsprozesse (v. REDWITZ).

In NOETZELs Untersuchungen über die Galleeinwirkung auf das Peritoneum wird der Einfluß *chemischer* Traumen auf die lokale Infektionsresistenz deutlich. Er konnte bei Kaninchen zeigen, daß Gallenblasenverletzungen plus Keiminjektionen zur tödlichen Peritonitis führen, während Kontrolltiere ohne gallige Peritonealschädigung nach intraabdominellen Injektionen derselben Erreger gesund blieben. Bei Infektion mit Gasbranderregern können wir durch eine geringe lokale Milchsäureverätzung das Angehen eines Gasödems entscheidend beschleunigen (ZEISSLER). Aus der menschlichen Pathologie haben wir hierzu die Parallelen im Gasödem nach Injektionen von Adrenalin und Coffein. Die Häufigkeit der Furunkulose im Ruhrbergbau hat sich von 3,8% 1939 auf 11,7% 1942 erhöht. Für diese Veränderungen hat man keine Ernährungsverhältnisse oder ähnliche Einwirkungen, sondern die Einwirkung schlechter Reinigungsseifen mit freien Fettsäuren und zuviel Alkali als verantwortlich gefunden (Feststellung des Reichsversicherungsamtes). Die überragende praktische Bedeutung eines chemischen Traumas für die Infektionsdisposition stellen wir bei der Silikose der Lungen fest, wo durch Kieselsäurestaub, nicht durch andere Staubarten, wie Kalk oder Asbest, eine ganz bedeutende Anfälligkeit für Tuberkulose hervorgerufen wird.

In älteren Tierversuchen ist die Bedeutung *thermischer* Traumen für die Reaktionsweise bei Infektionsprozessen untersucht (Literatur bei WOLFSOHN). Zu diesen experimentellen Befunden lassen sich wichtige Beobachtungen am Menschen anfügen. Alle Verbrennungswunden neigen ganz außerordentlich dazu, durch die „banalen" pyogenen Keime bösartige Infektionsprozesse auszubilden. Die Fernhaltung der sonst meist harmlosen Umgebungsflora ist hier von ganz entscheidender Bedeutung (KOCH u. a.). Alle Verbrennungen und

Erfrierungen disponieren auch zu anaeroben Infekten, besonders zum Tetanus (MAURER, GLAGOLEV, KLAGES). An der Leipziger Klinik wurden unter 15 Friedens-Tetanusfällen 5 unter 164 Erfrierungen beobachtet (WAGNER). Eigentümlich ist die auch durch neuere Beobachtungen erhärtete alte Erfahrung über die Disposition von Verbrennungen für eine Scharlachinfektion (LARS FUNK).

Bei den oben zitierten traumatischen Schädigungen, die eine Ansiedlung und Entwicklung pathogener Erreger so verschieden begünstigen, sind uns Einzelheiten ihrer *Wirkungsweise* noch sehr unklar. Wir wissen nicht, was bei diesen Traumen lokal alles vor sich geht und welche Faktoren sich auf die Infektionsdisposition auswirken. Wenn wir z. B. die Bedeutung des *Laparotomie*traumas für die Reaktionsweise des Peritoneums bei einem Infekt beurteilen wollen, erkennen wir, daß neben der direkten, mechanischen Zellschädigung durch Tupfen oder Kneifen eine wesentliche Änderung der für die Infektabwehr wichtigen Resorptionsverhältnisse der Bauchhöhle hinzukommt (Literatur bei KÖRTE). Wenn wir die alten Versuche TIEGELs über die Wirkung einer *Thorakotomie* auf die Infektdisposition der Pleura betrachten, ist bis heute nicht geklärt, ob die Austrocknung oder die veränderten Druck- und Resorptionsverhältnisse durch den Pneumothorax oder irgendwelche beim Pleuraschnitt freiwerdenden Eiweißzersetzungsprodukte die Anfälligkeit des gesamten Brustfellraumes für einen Infektionsprozeß so entscheidend vermehren. Beim *Gasödem* ist uns der meist als „Ernährungsstörung" bezeichnete Gewebsschaden, welcher zur Entwicklung eines Gasbrandes wesentlich notwendig erscheint, in seinen Einzelheiten noch sehr unerforscht. Eine eingehendere stoffwechselchemische Analyse der im Gewebe liegenden Bedingungen bei der Gasbrandentstehung siehe bei FREI.

Ein Trauma kann auch die *natürliche Gewebs-* und *Speziesresistenz* gegen bestimmte Erreger aufheben und die Invasion und Entwicklung bestimmter Erreger in sonst gefeiten Organen oder bei sonst geschützten Tierarten auslösen. Der Magen zeigt trotz häufiger Infektionsmöglichkeiten eine auffällige Widerstandskraft gegen Tuberkulose. Die sehr seltenen Magentuberkulosen werden beobachtet nach mechanischen Verletzungen oder Erosionen (ASCHOFF, KAUFMANN). Obwohl die Maus gegenüber intracerebraler Verimpfung auch großer Dosen von Meningokokken eine artbedingte Resistenz aufweist, kann bei ihr durch gleichzeitige Milchinjektion mit den Meningokokken eine typische Meningitis erzeugt werden (SACHAROW).

Im vorigen Abschnitt wurde die Bedeutung des Traumas für die *Invasion* der Erreger von außen und das hieran anschließende Manifestwerden *primärer* Infektionsprozesse besprochen. Jetzt soll die Wirkung des Traumas auf die **Lokalisation hämatogener Keimstreuungen** und

die Auslösung der sich hieraus entwickelnden Krankheitsherde untersucht werden. In der experimentellen Forschung und menschlichen
Pathologie sind uns sehr viele Beobachtungen über die Lokalisierung
von im Blute kreisenden Erregern und über die Anregung eines
örtlichen Infektionsprozesses hieraus durch Traumen bekannt. Nur
einige für die Krankheitsbilder der Chirurgie wichtige Beispiele seien
hervorgehoben. Ältere, hier nicht zitierte Beobachtungen zu diesem
Problem s. bei STERN, WOLFSOHN.

In Tierexperimenten zur Aufklärung der Pathogenese der genuinen
Osteomyelitis gelang es LEXER u a., im traumatisierten Knochen eine
intraossale Ansiedlung und Entwicklung gleichzeitig oder einige Tage
später intravenös gespritzter Eitererreger zu erzielen. Gestützt auf
diese Ergebnisse wurden ähnliche Verhältnisse beim Menschen vorausgesetzt und in älteren Arbeiten bei 20—30% aller Osteomyelitisfälle
eine traumatische Auslösung angenommen. Diese generelle Übertragung der Ergebnisse von Tierexperimenten auf menschliche Verhältnisse war falsch. Heute steht fest, daß die Lokalisation einer hämatogenen Staphylokokkenstreuung durch ein Trauma wohl vorkommt,
aber ganz außerordentlich selten ist. MAGNUS sah bis 1932 1 Fall,
LINIGER bis 1928 keinen einzigen sicheren, 3 wahrscheinliche. Außer
den genauen Beobachtungen der Unfallärzte, die unter Zehntausenden
von Knochenbrüchen trotz der häufig anzunehmenden Staphylokokkenbakteriämie so gut wie niemals eine akute Osteomyelitis beobachteten,
sprechen noch gegen die Bedeutung des Traumas als Dispositionsmoment, daß bei der akuten Staphylokokkenosteomyelitis des Menschen
die Traumahäufigkeit an einzelnen Knochen und die Osteomyelitishäufigkeit nicht parallel gehen, und daß die Osteomyelitis in 20%
multilokulär auftritt (LAUCHE). Die genuine akute Osteomyelitis ist
eine Erkrankung, bei der die Keimansiedlung und Ausbildung des
Infektionsprozesses durch innere Ursachen und höchst selten durch ein
äußeres Trauma veranlaßt wird. Von dieser *genuinen Osteomyelitis* ist
grundsätzlich als eine pathogenetisch und oft auch prognostisch ganz
andere Krankheit abzutrennen die *posttraumatische Osteomyelitis*, etwa
nach einer Schußfraktur. Nur bei dieser letzteren löst ein Trauma
entscheidend den Infektionsprozeß aus.

Die Einschränkung der Bedeutung des Traumas für die Disposition
zur *Knochentuberkulose* muß noch schärfer betont werden als bei der
Osteomyelitis. Die Lokalisation von im Blute kreisenden Tuberkelbacillen durch ein Trauma im Tier *experiment* ist bisher bei keinerlei
Versuchsanordnung allgemein reproduzierbar bewiesen (HABERLAND,
PEGREFFI u. a.). Auch beim *Menschen* wird in neuerer Zeit diese Möglichkeit im internationalen Schrifttum übereinstimmend als eine
theoretische Konstruktion beurteilt, deren praktisches Vorkommen

in *keinem* Fall eindeutig gezeigt werden konnte (FISCHER, A. W. THOMSEN, KOPPLOV).

Auch bei der *Epididymitis tuberculosa* des Menschen wurde früher, gestützt auf ähnliche Tierexperimente wie bei der Knochentuberkulose und der Osteomyelitis, eine traumatische Lokalisierung der hämatogen gestreuten Bacillen in bis zu 25% anerkannt. Durch neuere Beobachtungen, z. B. latente beiderseitige Erkrankungen bei nur einseitigem Trauma, wurde diese Frage wieder problematisch. Heute muß man einer angeblich unfallbedingten Nebenhodentuberkulose mit größter Skepsis gegenüberstehen (Literatur bei MAYOR).

Bei der Osteomyelitis und Knochen- und Urogenitaltuberkulose haben ältere, auf Einzelbeobachtung und Tierexperimente gegründete Annahmen über die Bedeutung des Traumas für eine Keimlokalisation sich auf Grund der schärferen Kritik der Kausalzusammenhänge durch die moderne Unfallheilkunde als falsch erwiesen. Diese Tatsache mahnt dazu, allen anderen, besonders älteren Angaben über die lokalisierende Kraft eines Traumas auf im Blute kreisende Erreger mit großer Kritik zu begegnen. Daß aber ein Trauma gelegentlich die lokale Disposition des betreffenden Gewebes für im Körper befindliche Keime erhöhen kann, ist durch einwandfreie Befunde gesichert. Das Vorkommen der hämatogenen, *pyogenen* Infektion nach einer stumpfen Gewebsprellung dürfte nicht bestritten werden, z. B. bei subcutanen *Hämatomen*, bei Pleuritis nach Rippenkontusion, bei paranephritischen Abscessen u. a. In Tierversuchen läßt sich ein hämatogener pyogener Infektionsprozeß nach stumpfen Traumen mit großer Regelmäßigkeit auslösen (TOMINAGA). In künstlichen Entzündungsherden, z. B. Terpentinölabscessen, lassen sich intravenös gespritzte Eiterkokken vermehrt histologisch nachweisen (RIGDON). Siehe hierzu auch Kapitel „Pathergie".

Es bestehen zuverlässige ältere und neuere Beobachtungen, bei denen ein Trauma, z. B. eine aseptische Laparotomie bei einem Grippekranken, die Fixierung von im Blute kreisenden Erregern im Bauchfell bewirkt und die Entwicklung einer *Peritonitis* auslöst (V. GIDRO).

Es sind *Gasödem*fälle beobachtet nach Injektion von Medikamenten, bei denen anscheinend völlig sterile Spritzen und Injektionsflüssigkeiten benutzt wurden. Es wird angenommen, daß die schon vor der Injektion im Körper des Patienten befindlichen Gasödemerreger in dem durch die Injektion geschädigten Gewebe Gelegenheit zur Vermehrung und Ansiedlung fanden (H. SCHMIDT, TOURAINE u. a.). Diese Vermutung wird gestützt durch die Beobachtung bei anderen Injektionsstelleninfektionen. Auch hier finden sich Keime, die zur Zeit der Einspritzung im Körper kreisen, z. B. bei einer Pneumonie Pneumokokken, beim Typhus Typhusbacillen und beim Scharlach hämolytische Streptokokken (SCHULTEN). Bei allen Gasödemfällen nach Injektionen ist jedoch

schärfste Kritik am Platze, da echte Gasbranderreger auf Injektions-
ampullen, an Ampullenfeilen und im Abwaschalkohol öfter nachgewiesen wurden (Hübner).

Beim *Decubitus* gibt es sicher Fälle, bei denen die Nekrosen nicht
von außen nach innen, sondern in der Tiefe beginnen (Wieting). Bei
diesen Formen erfolgt häufig eine Infektion des durch Drucktrauma
geschädigten Gewebes auf hämatogenem Wege (Dietrich). Auch im
Experiment läßt sich beim Kaninchen durch Pelottendruck auf die
Muskulatur eine Fixierung intravenös gespritzter Streptokokken und
Staphylokokken erzielen (Groth).

Bei der *Lues* ist durch immer wiederkehrende Beobachtungen grund-
sätzlich geklärt, daß sekundär syphilitische Prozesse durch äußere
Schädigungen (Schröpfen, Stechen, Druck u. ä.) im Knochen, in
Gelenken und der Haut lokalisiert werden können (Purrucker,
Engelhardt).

Die Bereitschaft eines traumatisierten Gewebsbezirkes, im Körper
befindliche Keime anzuziehen, wird durch eine *allgemeine Resistenzminderung* des Organismus *begünstigt*. Englische Chirurgen beobachteten z. B. im Weltkrieg, daß im Anschluß an konsumierende Krankheiten, Malaria oder Ruhr, sich pyogene Prozesse um Lanesche Platten
bildeten, die 10 Jahre und länger reaktionslos im Knochen lagen
(Böhler). Gerade bei solchen, den Allgemeinzustand verändernden
Infektionen wie Grippe, Fleckfieber usw. ist uns auch die Auslösung
hämatogener Infektionen durch Traumen, z. B. das Injektionstrauma,
bekannt. Siehe hierzu auch Kapitel „Mischinfektion, Sekundärinfektion und Zweiterkrankungen".

Zusammengefaßt zeigen diese Beispiele, daß die lokalisierende und
einen Infektionsprozeß auslösende Kraft eines Traumas nach Tierspezies und Keimart sehr verschieden ist. Ergebnisse von Tierversuchen
sind nicht ohne weiteres auf den Menschen übertragbar. Ältere Beobachtungen zur Frage Trauma und Infekt sind auf Grund der Ergebnisse der modernen Unfallmedizin oft als unzuverlässig zu beurteilen.
Zur Frage nach der *Ursache* dieser Lokalisationskraft eines Traumas
wird auf das Kapitel „Pathergie" verwiesen, wo einige Erklärungen
für diese Erscheinungen gegeben werden. Eine frische Blutung nach
dem Trauma mit Keimausschwemmung am geschädigten Ort erklärt
für sich allein nur in den seltensten Fällen den Tatbestand. Vieles bleibt
uns bisher über die lokalisierende Wirkung des Traumas bei der Keim-
streuung im Organismus unerklärt. Es ist hierzu das Paradoxon
anzuführen, daß die normale keimwidrige Kraft, Bactericidie, einzelner
Gewebe, nach Traumen nicht erniedrigt, sondern erhöht sein kann,
z. B. des Knochenmarks nach Beklopfen eines Etxremitätenknochens
(Bordach).

Wir sahen, daß die örtliche Ansiedlung und Entwicklung von im Körper kreisenden pathogenen Keimen durch Traumen maßgebend beeinflußt wird. Es ist interessant, daß auch eine allgemeine, spezifisch *allergische* Umstimmung durch die verschiedensten Traumen verstärkt und lokalisiert werden kann. AUER beobachtete, daß sich bei sensibilisierten Hunden um eine kurz nach einer intravenösen „Erfolgsinjektion" angelegte Operationswunde ein Ödem bildete, das später in Nekrose überging. Ganz ähnliche Verhältnisse beobachten wir bei der „fortschreitenden postoperativen Hautnekrose" (CULLEN, MELENEY). VAUBEL konnte durch Beklopfen eine Lokalisation der latenten Hyperergie im Knie erzielen. Ähnliche Wirkungen mit thermischen Traumen zeigten KNEPPER, VAUBEL, mit chemischen Schädigungen RONDONI, VANOTTI. Ein unspezifisches Trauma genügt, um beim allgemein sensibilisierten Organismus eine lokale überschießende, allergische Reaktion auszulösen.

Ein Trauma kann nicht nur im Blute zirkulierende Erreger zu Infektionsprozessen lokalisieren, sondern auch **latente und ruhende Infektionen** aufwecken. Die latente *Standortflora* der äußeren *Haut* entwickelt Infektionsprozesse, wenn ein Trauma, z. B. Abschürfung oder Verbrennung, die natürliche Hautresistenz aufhebt. Nach Epilation treten miliare Staphylodermien auf. Ein Tröpfchen Serum, das nach Ausziehen des Haarschaftes in den Follikel eintritt, genügt, um die im Follikel ruhenden Staphylokokken zu aktivieren (SABOUROUD). Daß latente Infektionen von Gasödemerregern durch Traumen zu Gasbrand aufgeweckt werden können, ist aus manchen Beobachtungen erhärtet, nach Beinamputationen wegen trophischer Gangrän (KONJETZNY), nach Eröffnung von jahrelang reaktionslosen Stecksplittern, nach Gewebequetschung, wo von außen keine Erreger hinzukamen (CALLANDER), nach Injektionstraumen (H. SCHMIDT), nach Zahngranulombehandlung (WAGNER). Ähnliche Fälle sind auch beim Tetanus festgestellt.

Für die Erklärung der Pathogenese der genuinen *Osteomyelitis* hat man auch auf Traumen zurückgegriffen, die einen ruhenden Staphylokokkeninfekt auslösen sollen (BERTELSMANN u. a.). Diese Annahme ist eine bisher unbewiesene Hypothese. Wir besitzen keine anatomischen Beweise, daß die Staphylokokken jahrelang, eventuell sogar abgekapselt, in der Knochenmetaphyse zubringen (FROBÖSE). Ebenso unbewiesen sind diese Vorstellungen für die Knochentuberkulose (MAGNUS).

In Ausnahmefällen soll ein Trauma auch die Flora des Wurmfortsatzes (ASCHOFF) oder der Gallenblase (UMBER) zur *Appendicitis* oder *Cholecystitis* anregen. Bei der Appendicitis ist die früher häufige Annahme eines Traumatismus als Ursache (Übersicht bei BÉRARD-VIGNARD) heute auf ganz große seltene Ausnahme eingeschränkt.

Es ist überhaupt fraglich, ob ein Trauma die plötzliche Aggressivität der Appendixflora einleiten kann. FOWLER ist neuerdings dem Problem in einem großen Material nachgegangen. Er stellte wohl traumatische Appendikopathien, aber nicht typische Appendicitiden fest.

Bei diesen verschiedenen Beispielen der Wirkung von Traumen auf latente Infektionen ist über die *Ursache des aktivierenden Einflusses* bisher wenig bekannt. Wir sehen vorerst klar nur grob anatomische Veränderungen, z. B. das Zerreißen einer mechanischen Einkapselung des Erregers beim operativen Angehen eines Stecksplitters. Die oben zitierte Hypothese SABOUROUDs über die Wirkung eines Plasmatröpfchens auf die latenten Staphylokokken der Haarfollikel bei der Epilation weist auf andere Möglichkeiten hin.

Ein Trauma kann auch einen **schon bestehenden aktiven Infektionsprozeß** treffen. Welche allgemeinen Regeln lassen sich hier feststellen ? Muß insbesondere eine traumatische Schädigung den Infektionsablauf immer richtungweisend ändern, speziell verschlimmern ? Wir stellen immer wieder fest, daß Drücken und Pressen den Verlauf eines *Furunkels* grundsätzlich zur bösartigen Entwicklung ändern kann. In einzelnen Fällen tritt sofort an das Trauma anschließend „ein Knick in der Kurve der Krankheit" auf, die jetzt bösartig progredient verläuft. Wir wissen, daß Traumen eine klinisch ausgeheilte Osteomyelitis wieder aktivieren können. Diese Tatsache ist bei Wehrdiensteinflüssen bei Osteomyelitisträgern im Kriege 1914/18 und auch im letzten Kriege wieder deutlich geworden. Bei einer *Knochentuberkulose* kann eine Operation *im* Knochenherd oder ein redressement forcé wohl eine Generalisation der Tuberkulose auslösen. Fragen wir, *wie* im einzelnen bei diesen Beispielen das Trauma den Infektionsablauf bei der Furunkulose, der Osteomyelitis oder der Knochentuberkulose beeinflußt, so ist dies schlecht untersucht. Bei dem Furunkel und der Tuberkulose befördert das Trauma akut die Keimausbreitung. Daß sich hierbei die individuelle allgemeine Reaktionsweise des Organismus ändert, ist unwahrscheinlich. Wir können nicht sagen, wie die Aktivierung alter Herde bei der Osteomyelitis durch ein Trauma ausgelöst wird. Die Vorstellung von fibrös abgekapselten Staphylokokkenherden, die beim traumatischen Zerreißen der bindegewebigen Einhüllung frei werden, kann uns die eigenartigen neuen Schübe bei dieser Krankheit nicht erklären. In diesem Zusammenhang sind Untersuchungen der Tuberkuloseforschung interessant. THOMSEN stellte an großem Material fest, daß nach Abklingen eines interkurrenten Traumas der tuberkulöse Knochenprozeß seine ursprüngliche Entwicklungstendenz nicht ändert. Ähnliche Beobachtungen wurden bei der Lungentuberkulose gemacht. Ein Schuß durch einen tuberkulösen Lungenherd braucht nicht den geringsten Einfluß auf den Ablauf der Lungenphthise zu haben (EBERS,

AMELUNG u. a.). Das Trauma, die örtliche Schädigung eines begrenzten Zellkomplexes, ändert bei dieser Krankheit in der Regel nicht die allgemeine Verlaufsart, die durch Einstellungen des Gesamtorganismus bestimmt ist.

Kamm ein *örtliches* Trauma überhaupt die *Reaktionsbereitschaft* des *Gesamtkörpers* verändern? VEIL und STURM haben hierzu wichtige klinische Beobachtungen mitgeteilt. Zentralnervöse Traumen, Schädelprellungen, Schädelfrakturen und Hirnverletzungen können akut eine latente Allergie irgendwo im Organismus, z. B. in Form einer hämorrhagischen Diathese der Lunge auslösen. Nach Hirnverletzungen soll es zu „Selbstallergisierung" durch Hirnantigene kommen mit vielgestaltigem klinischem Erscheinungsbild, Migräne, Epilepsie, Blutdruckveränderung, Magenulcera usw. Ähnliche komplexe Bilder, auch chronische Infektionsprozesse erzielte SPERANSKI experimentell durch Umstimmungen, die er erreichte nach Einpflanzung eines Glasringes an der Hirnbasis oder durch einen Formalintampon in einem angebohrten Zahn bei Hunden (s. Kapitel „Nerven und Psyche"). Als reizlos vernarbt angesehene Hirnverletzungen und Amputationsstümpfe führen durch ruhende Infektionen oder abakterielle chronische Reizzustände im Verletzungsgebiet zu auffälligen Änderungen der Reaktionsweise des Organismus. Dies verrät sich als plötzliche „*hyperergische*" Reaktion (vorzeitige Stammhirnalterung?, Lebensknick mit 40 Jahren), in mannigfaltigen Organanaphylaxien oder in allgemein kraftloser, septischer und manchmal mit geistigem Verfall einhergehender „*Anergie*" (VEIL, STURM).

Literatur.

ABRINE: Ref. Z.org. Chir. **1939**. — AMELUNG: Arch. klin. Chir. **206**, 144 (1944). — ASCHOFF: Lehrbuch der pathologischen Anatomie, Bd. 1. Jena 1936. — Erg. inn. Med. **54**, 144 (1938). — AUER: J. exper. Med. (Am.) **32**, 427 (1920).

BÉRARD-VIGNARD: L'Appendicite. Paris 1914. — BERTELSMANN: Mschr. Unfallhk. **47**, 237 (1940). — BÖHLER: Knochenbruchbehandlung, Bd. 3. Wien 1944. — BORDACH: Dtsch. Z. Chir. **253**, 237 (1940). — BUFE u. GISSEL: Dtsch. Z. Chir. **252**, 224 (1939).

CALLANDER: Amer. J. Surg. **42**, 811 (1938).

DIETRICH: Virchows Arch. **226**, 17 (1919). — DOMAGK: Chir.-Kongreß 1943.

EBERS: Dtsch. Tbk.bl. **15**, 119 (1941). — ENGELHARDT: Arch. Derm. (D.) **180**, 14 (1940).

FISCHER, A. W.: Öff. Gesdh.dienst **1939**, 941. — FOWLER: Ann. Surg. **107**, 529 (1938). — FREI: Erg. Path. **31**, 1 (1936). — FROBOESE: Mschr. Unfallhk. **47**, 247 (1940). — FUNK LARS: Dtsch. med. Wschr. **1947**, 230.

GIDRO, V.: Arch. klin. Chir. **197**, 147 (1939). — GLAGOLEW: Ref. Z.org. Chir. **1938**. — GREMELS: Klin. Wschr. **1939**, 865. — GROTH: Acta chir. scand. (Schwd.) 87 u. Suppl. **75—77**.

HABERLAND: Münch. med. Wschr. **1938**, 1257. — HÜBNER: Chirurg **1940**, 725.

Kaufmann: Spezielle pathologische Anatomie. Berlin 1931. — Klages: Zbl. Chir. **1942**, 1242. — Knepper: Virchows Arch. **296**, 364 (1935). — Koch, L.: J. amer. med. Assoc. **1944**, Sonderh. Thermal burns. — Körte: Neue Deutsche Chirurgie, Bd. 39. 1927. — Konjetzny: Med. Welt **1940**, 185, 209. — Kopylow: Ref. Z.org. Chir. **1939**.

Lauche: Handbuch der speziellen pathologischen Anatomie, Bd. 9/IV. 1939. — Lexer: Allgemeine Chirurgie. Stuttgart 1924. — Liniger: Zit. nach Magnus.

Magnus: Handbuch der Unfallheilkunde, Bd. 1. Stuttgart 1932. — Maurer: Zbl. Chir. **1938**, 2771.

Noetzel: Arch. klin. Chir. **93**, 161 (1910). — Zbl. Chir. **1914**, 341.

Peregreffi: Ref. Z. Tbk.forsch. **40**, 38 (1934). — Purrucker: Handbuch der Unfallheilkunde, Bd. 1. Stuttgart 1932.

Redwitz, v.: In Kirschner-Nordmann, Die Chirurgie. Berlin 1940. — Rondoni: Verh. dtsch. path. Ges. **1930**, 119.

Sabouroud: Zit. nach Tachau. Im Handbuch der Haut- und Geschlechtskrankheiten, Bd. 9/II. 1934. — Sacharow: Zbl. Bakter. usw. **142**, 450 (1938). — Schmidt, H.: Grundlagen der spezifischen Therapie. Berlin 1940. — Schulten: Med. Klin. **1941**, 1226.

Tiegel: Arch. klin. Chir. **98**, 1022 (1912). — Thomsen: Ref. Z.org. Chir. **1942**. — Tominaga: Ref. Z.org. Chir. **1941**. — Touraine: Presse méd. **1936**, 674.

Umber: Handbuch der inneren Medizin, Bd. 3/II. 1926.

Vanotti: Virchows Arch. **292**, 55 (1934). — Vaubel: Beitr. path. Anat. **89**, 374 (1932). — Veil u. Sturm: Pathologie des Stammhirns. Jena 1942.

Wagner: Dtsch. zahnärztl. Wschr. **1939**, 290. — Wieting: Münch. med. Wschr. **1918**, 311. — Wolfsohn: Neue Deutsche Chirurgie, Bd. 31. 1924.

Zeissler: Dtsch. med. Wschr. **1940**, 340.

11. Die Reaktionsweise einzelner Gewebe und Organe.

Wenn ein Erreger den Körper trifft, dann entwickelt sich nicht an allen Stellen mit gleicher Wahrscheinlichkeit und Verlaufsart ein Infektionsprozeß. Es ist nicht so wie bei der Keimvermehrung in einem künstlichen Nährmedium, wo an allen Stellen das Keimwachstum gleichförmig einsetzt und lediglich von den allemeinen Eigenschaften des Nährbodens, chemische Zusammensetzung, Wassergehalt u. a. abhängig ist. Wir sehen, daß neben den in anderen Kapiteln untersuchten allgemeinen Ordnungen wie Konstitution, Erbe, Lebensalter, Nerven und Psyche, Ernährung und Stoffwechsel beim lebenden Organismus *lokale* Besonderheiten eine entscheidende Rolle spielen dafür, ob und in welcher Art Krankheitserreger im Körper einen Infektionsprozeß auslösen. Für lokale Änderungen der Disposition und Resistenz wurden in den Kapiteln „Pathergie" und „Mischinfektion, Sekundärinfektion und Zweiterkrankung" schon einzelne Beispiele gebracht. In diesem Kapitel sollen Änderungen in der Anfälligkeit und der Verlaufsart chirurgischer Infektionsprozesse gezeigt werden, die maßgebend durch die normalphysiologischen Eigenschaften einzelner bestimmter Gewebe und Organe bedingt sind.

Wir wissen, daß es ganz außerordentliche artspezifische Unterschiede in der Reaktionsweise des Gesamtorganismus gibt (s. Kapitel „Erbe"). Gibt es solche radikalen Unterschiede auch im Anpassungsverhältnis der *Keimblätter* zu einzelnen pathogenen Erregern? Man kann nicht sagen, daß von bestimmten Keimblättern abstammende Gewebe eine absolute Resistenz gegen Infektionsprozesse zeigen. Es ist aber hier festzustellen, daß alle *Mesoderm*abkömmlinge, insbesondere der Gefäß-bindegewebeapparat und das retikuloendotheliale System das eigentliche infektiöse Reaktionsorgan darstellen. Das Mesoderm ist das eigentliche Entzündungsgewebe. Ektodermale und endodermale Zellverbände treten dagegen zurück.

Alle *Epithelschichten* der Haut und Schleimhäute zeigen eine große Unempfindlichkeit gegen infektiöse Reize. Die *Nervenzellen* selbst treten überhaupt nicht in Reaktion beim Eindringen von Erregern. Die Reaktionsfähigkeit der Gewebe nimmt mit wachsender Differenzierung ab. Das Zentralnervensystem hat die schwächste Abwehrfunktion (KOTSOVSKY). Der Grad der *Gewebedifferenzierung* bestimmt auch die Wachstumskraft (Zusammenhänge zwischen Resistenz und Wachstumsintensität siehe im Kapitel „Lebensalter"). Das Epithel und Bindegewebe wächst am üppigsten, die Nervenzelle hört bei der Geburt auf, sich zu vermehren (CARREL).

Betrachten wir die Infektionsabwehrlage einzelner Gewebe und Organe in Beziehung zu bestimmten Infektionserregern, dann ergeben sich bemerkenswerte Unterschiede. Im strömenden *Blut* vermehren sich Bakterien in der Regel nicht, im Gegensatz zu den Blutinfektionen mit Malaria, Fleckfieber u. a. (SCHOTTMÜLLER, DOERR). Spritzt man einem Versuchstier Keime in die Blutbahn, dann verschwinden sie in einer bestimmten Reihenfolge aus den verschiedenen Organen. Zuerst aus dem Blut, dann aus den Muskeln, Nieren, Herz, Leber und zuletzt aus der Milz (NEGRO). Auch in vitro besitzt frisches Blut antibakterielle Eigenschaften. Daß *extravasales* Blut im Organismus, ein *Hämatom*, besonders zu Infektionsprozessen disponiert, ist auf Grund praktischer Erfahrung immer wieder behauptet worden. „Das Blut ist der Zersetzung bestes Substrat" (BERGMANN 1878). Seit TAVEL (1892) sind viele Experimente gemacht, um die klinische Beobachtung über die Neigung der Hämatome zur Infektion zu klären. Demgegenüber spricht BIER von ernährenden, die Regeneration begünstigenden Blutansammlungen der Wundhöhle. ANSCHÜTZ (1899) glaubt, daß Wundsekrete und Hämatome, die sich in Hohlräumen der Wunde ansammeln, im lebenden Organismus ihre bactericiden Eigenschaften behalten.

Beim Menschen können Eigenblutinfiltrationen in ein Gewebe die örtliche Resistenz gegenüber sich in der Nachbarschaft ausbreitenden Furunkeln, Schweißdrüsenabscessen, Milzbrand- und anderen Infektionen erhöhen (LÄWEN, AXHAUSEN, WIEDHOPF u. a.). Ähnliches zeigten THOMANN und BARTH beim Versuchstier. Auch für hämatogene Keimbesiedlungen bieten im Experiment künstliche Blutergüsse keine vermehrte Disposition (GUREWITSCH). Die Streitfrage über die Infektionsdisposition des Hämatoms ist unentschieden (weitere Literatur bei C. BRUNNER).

Die außergewöhnliche Resistenz des *Granulationsgewebes* gegen Infektionsprozesse beobachten wir täglich in der Klinik. Selbst hochvirulente Erreger verträgt die nicht traumatisierte Granulationsfläche ohne Reaktion. Das Granulationsgewebe ist besonders befähigt zur latenten, sog. ruhenden Infektion. Die Granulationen sind geschützt durch Ausschwemmung der Keime mit dem Wundsekret durch bactericide Eigenschaften des Granulationssaftes, durch den Reichtum an phagocytären Elementen (NOETZEL, AFANASSIEFF, DOLD), durch eine mechanische Grenzschicht von Fibroblasten (DE VINCENTIS) und durch Fibrinmembranen (PLENK).

Die *Haut* zeigt im Vergleich zu anderen Geweben eine sehr beachtliche Resistenz. An der Haut wurden schon in der voraseptischen Zeit trotz Infektion größere plastische Eingriffe ohne wesentliche entzündliche Prozesse mit Erfolg durchgeführt. Die mechanische Dichte des Epithels, das dauernde Abstoßen von Zellen, die Belichtung, der geringe Wassergehalt, die Anwesenheit antibakterieller, nicht näher definierter Hemmungsstoffe *(Inhibine)* und die saure Schweißreaktion spielen hierbei eine Rolle. Der „Säuremantel“ der Haut ist regional verschieden. Die für pyogene Prozesse anfälligere Achselhöhle zeigt eine schwächer saure oder alkalische Reaktion (BRANN, MARCHIONI). Für den Eintritt von Infektionserregern und für die Ausbreitung des Krankheitsprozesses in der Haut spielen *Lymphgefäße* eine besondere Rolle. Von oberflächlichen Hautdefekten breiten sich Infekte oft schneller aus als von tiefer liegenden Prozessen. Von der oberflächlichen Haut gehen direkte Lymphwege zu tiefer liegenden Organen, z. B. an den Fingern zu den Sehnenscheiden und zum Periost (L. SCHMIDT). Die Haut zeigt ein besonderes Anpassungsverhältnis zu einzelnen Erregern. Während die gewöhnlichen Eiterkokken die Haut anscheinend nur nach einer mechanischen Schädigung durchdringen, vermögen bestimmte Keime, z. B. *Rotlauf,* auch durch die unverletzte Haut einzutreten. Der Rotlauferreger zeigt auch bei intravenöser Injektion eine besondere Affinität zur Haut (LANGE und GUTDEUTSCH). Die *Milzbrandinfektion* des Menschen erfolgt in 90 % der Fälle durch die Haut. Die Abwehrkraft der Haut ermöglicht in den meisten Fällen

die Lokalisierung des Infektes und Heilung. Dagegen führen Milzbrand-
erkrankungen der Lunge und des Darmes fast immer durch Ausbreitung
und Sepsis zum Tode (LOMMEL, DZILICHOW u. a.). An der Haut werden
experimentell durch *Darmkeime* (Typhus, Ruhr, Cholera) keine Entzündungen erzielt, und durch *Hauterreger* (Pyokokken) keine Entzündungen am Darm hervorgerufen. BESREDKA hat solche Probleme
systematisch untersucht. Künstliche Milzbrandinfektionen des Meerschweinchens gelangen ihm nur, wenn die Haut infiziert wurde.
Hundertfach tödliche Dosen Milzbrand wurden bei der Einführung
in die Luftröhre, das Peritoneum, die Niere, das Hirn ohne Krankheit
vertragen (HAHN).

Auch die **Schleimhaut** zeigt eine ähnliche erhebliche Resistenz
gegen Infektionen wie die Haut. Ob eine Erkrankung entsteht, hängt
meist mehr von dem besonderen Anpassungsverhältnis an einen bestimmten Erreger als von der Keimzahl ab. Colibacillen sind für die
Darmmucosa des erwachsenen Menschen vollkommen unschädlich,
rufen aber im Harntractus schwerste Entzündungen hervor. Gonokokken sind für alle Schleimhäute, außer Urethra, Conjunctiva und
Rectum, belanglose, nicht reizende Keime. Man kann z. B. Kaninchen
mit großen Mengen Bakterienkulturen durch Eingießen in die Bronchien
pulmonal infizieren. Eine Krankheit entsteht nur dann, wenn die Erreger bei dieser Tierspezies an die Atemwege besonders angepaßt sind.
Die Ursache dieses organspezifischen Verhaltens ist unbekannt. Pathogene Erreger erfahren beim Durchtritt durch die Schleimhaut des
Respirations- oder Verdauungstractus Gestaltveränderungen und Viru-
lenzverluste (SEITZ, NEUFELD).

Die glatte und quergestreifte **Muskulatur** zeigt eine größere Resistenz gegen Infektionsprozesse als die meisten anderen Körpergewebe.
Bei Absceßincisionen bleibt die angeschnittene Muskulatur auffällig
unbeteiligt. Nach fortschreitenden Fasciennekrosen bei phlegmonösen
Erysipelen wird die darunterliegende Muskulatur meist nicht befallen.
Auch hämatogene *eitrige* Infektionsprozesse der Muskulatur zeigen in
der Regel nur relativ geringfügige, örtliche Reaktionen (BAUDET,
PERIN u. a.). Die Ausbreitung pyogener Wundinfektionen an den Gliedmaßen erfolgt in Bindegewebsspalten, Gefäßscheiden und dem Unterhautzellgewebe. Die Muskulatur bleibt meist erstaunlich unbeteiligt.

Kein Organ ist absolut immun gegen Tuberkulose. Der quergestreifte Muskel zeigt nur selten einen Morbus Koch (HANKE). Selbst
bei miliarer Aussaat der *Tuberkulose*, wo doch der Muskel ebenso viele
Bacillen enthalten müßte wie die anderen Organe, entsteht meistens
keine Tuberkulose der quergestreiften Muskulatur. Auch durch lokale,
experimentelle Infektion ist dies nicht zu erreichen (LÖWENSTEIN,
ROSSI u. a.). Der Chemismus der arbeitenden Muskulatur, die gute

Gefäßversorgung und die gegen jegliche Flüssigkeitsstauung Schutz
bietende Struktur des Muskels werden als Ursache dieser Resistenz
angeführt (KRAKOVSKIJ). Im Gegensatz zur Resistenz gegen Pyokokken und Tuberkulose zeigt der Muskel eine auffällige Disposition
zu *Gasödemerkrankungen*. *Trichinen* finden sich nur in der quergestreiften Muskulatur, am häufigsten in der vielbewegten, in der Zwerchfell-
muskulatur.

Das **Zentralnervensystem** zeigt eine besondere Affinität zu neu-
tropen Viren, *Poliomyelitis*, *Lyssa* u. a. Die Viren gelangen von der
Eintrittsstelle, z. B. Nasenrachenraum oder Bißwunde, zum Zentralnervensystem und vermehren sich wahrscheinlich nur dort. Auch das
Toxin des *Tetanus*bacillus hat ein besonderes Verhältnis zum Nervensystem, an dem es durch eine noch unbefriedigend geklärte Wirkungsart
das klinische Bild des Wundstarrkrampfes auslöst. Dabei fehlt dem
Tetanusgift jede das Gewebe lokal reizende Eigenschaft (H. SCHMIDT).

Reiner *Liquor* ist in vitro ein ungünstiger Nährboden für Erreger. Das ändert sich bei Blutbeimengungen. Beim Menschen zeigen
die **Meningen** eine charakteristische Reaktionsweise bei Infekten
(H. NOETZEL, GIESE). Hierfür maßgebend sind der Ausgangspunkt der
Infektion (die Konvexität erkrankt durch Enge des Subarachnoidal-
raumes weniger leicht als die Basis), die Menge der traumatischen,
dispositionsfördernden Blutbeimengung zum Liquor und das Anpassungsverhältnis zu bestimmten Erregern. Letzteres wird uns deutlich
bei der eigenartigen Affinität der Meningokokken nur zu den Hirnhäuten.

Bei großen Übersichten über Folgezustände nach Hirnoperationen
zeigt das **Gehirn** eine relative Resistenz gegen Infekte (unter 846 Eingriffen am Hirn 23 Todesfälle an Infektion) (CAIRNS). Infektion ist
am Gehirn nicht gleichbedeutend mit Encephalitis. Bei Beobachtungen
am Menschen (PAYR) und in experimentellen Untersuchungen (IRSIGLER)
zeigt die Hirnsubstanz im Gegensatz zu den Hirnhäuten die Fähigkeit
zur ruhenden Infektion. Die klinischen und experimentellen Untersuchungen von TÖNNIS, E. FISCHER, IRSIGLER u. a. haben gerade am Gehirn gezeigt, daß die Wiederherstellung und Erhaltung der *anatomischen*
und *funktionellen Einheit* eines Organs für seine Infektionsresistenz
oft ausschlaggebend ist. Hirnverletzungen ohne Prolaps mit verlegter
Dura- und Knochenlücke neigen weniger zu Infektionsprozessen als
Hirnwunden mit Prolaps. Dieses grundsätzlich verschiedene Verhalten
wird durch Unterschiede der Blut- und Liquorzirkulation erklärt.
Durch Hervordringen von Hirngewebe beim Prolaps werden an der
Kante der Dura-Knochenlücke Rindengefäße und damit die von der
Rinde radiär ins Mark eintretenden Arterien abgeklemmt. Die so
entstehende Ernährungsstörung des Markes fördert die Ausbreitung der

Infektion beim Prolaps. Die bessere Durchblutung des Markes ohne Prolaps fördert die Ausbildung eines Schutzwalles gegen die von der Wunde aus vordringenden Infektion.

Die *peripheren Nerven* zeigen eine erhebliche Resistenz gegen Infekte. Wir sehen, z. B an den Gliedmaßen, daß die Nerven von zirkulär sie umgebenden Staphylokokken- oder Streptokokkenprozessen meist auffällig wenig ergriffen werden An den gleichlaufenden *Sehnen* spielen sich dabei oft schwere nekrotisierende Entzündungen ab. Der Nerv ist auch noch widerstandsfähiger als die *Muskulatur*. Diese beachtliche Resistenz besteht auch gegenüber Gasödemerregern (KROPP) und Tetanuskeimen (FROBOESE).

Am *Kopf* werden im allgemeinen, z. B. bei plastischen Eingriffen oder Verwundungen, massive Infektionen fast symptomlos überwunden. Eine ähnliche Keimexposition würde an den meisten anderen Stellen des Körpers zu gefährlichen Erkrankungen führen. Andererseits ist das Gesicht der häufigste Standort des Erysipels, warum, scheint nicht befriedigend geklärt.

Ganz besonders auffällig ist die Resistenz der *Mundhöhle*. Sie bewährt sich bei fast allen Verwundungen trotz der starken infektiösen Exposition in dieser Gegend. Im Mund beurteilen wir selbst komplizierte Frakturen, bei denen wir sonst eine infektiöse Entzündung besonders fürchten, als harmloser. Für dieses eigenartige Verhalten der Mundhöhle hat man eine gute Blutversorgung, bactericide Stoffe und eine antagonistische Flora als Grund angeführt. Alle diese Erklärungen können uns dieses eigentümliche Phänomen nicht befriedigend erklären, das wir ähnlich acuh am *After* beobachten. An diesen beiden Stellen wirken die sog. pathogenen Erreger oft überhaupt nicht als Reiz, und es erfolgt vom Organismus meist keine Reaktion. Es liegt hier eine unspezifische Umstimmung der Reaktibilität vor (s. hierzu Kapitel „Pathergie" und „Mischinfektion, Sekundärinfektion, Zweiterkrankung").

Auch am Mund haben wir gelernt, z. B. bei der Entwicklung der Gaumenspaltenoperation (VEAU), wie wichtig die anatomische und funktionelle Einheit für die Erhaltung der Infektionsresistenz ist.

Im Nasenrachenraum finden wir ähnliche Verhältnisse wie im Mund. Wir kennen hier dazu noch die Besonderheiten einer spezifischen Schleimhaut, die durch Flimmerbewegungen und Schleimabsonderung Erreger mechanisch beseitigt (Literatur bei WOLFSOHN, SEITZ).

Beim Menschen zeigt das *Lungengewebe* eine besondere Neigung zur infektiösen Erkrankung durch Tuberkulose, Milzbrand oder Pest (SEITZ). Lunge und Pleura sind die häufigsten Lokalisationen für die Tuberkulose beim Menschen. Gegen Pyokokken zeigt das Lungegewebe eine erhebliche Resistenz. Lungenwunden heilen meist ziemlich glatt und reaktionslos (Literatur bei WOLFSOHN).

Die unverletzte *Pleura* hat eine besondere Resistenz gegen infektiöse Prozesse. Hierfür hat man ihre starke Resorptionskraft, die besondere Fähigkeit des Lungenfells zur leukocytären Exsudation und die günstigere Blutversorgung verantwortlich gemacht (NOETZEL, RITTER, JÄGER). Jeder Pneumothorax vermindert schlagartig die Infektionsresistenz. Nach voller Entwicklung eines Infektionsprozesses wandelt sich ungünstig die primäre Hyperämie in eine Stase der Gefäße. Die Resorptionskraft des Lungenfells wird dann auch durch direkte Schädigung des Endothels und durch Auflagerungen herabgesetzt.

Die Infektionsneigung des Linea-alba-Schnittes der **Bauchwand** gegenüber den Schräg- und Querschnitten beruht wahrscheinlich darauf, daß der Medianschnitt ein besonders angeordnetes Gefäßsystem kritisch durchschneidet und hierdurch Ernährungsstörungen und somit eine Infektionsdisposition bewirkt (WESTERMANN). Wir wissen, daß vom *Bauchfell* anscheinend ohne größere Reaktion Erreger vertragen werden, die in allen anderen Weichteilen der Bauchwand schwere Etierungen hervorrufen. Die bedeutende Resistenz des Peritoneums gegen Infektionsprozesse erkennen wir an, wenn wir das Bauchfell zunähen, obgleich in der Bauchhöhle Eiterprozesse festgestellt wurden. Wir vertrauen darauf, daß die Bauchhöhle hiermit fertig wird durch ihre gewaltige Resorptionskraft, durch ihre bactericide und phagocytäre Exsudation und durch die Verklebungsfähigkeit des Peritoneums (Literatur bei ORATOR). Wir wissen, daß die Peritonealresistenz erhebliche Speziesunterschiede aufweist (s. Kapitel „Erbe"). Auch die Anpassung an bestimmte Keimarten spielt eine große Rolle. Im Mäuseversuchen zeigt sich das Bauchfell am empfindlichsten gegen Streptokokken und Pneumokokken (LANGE und GUTDEUTSCH).

Der gesamte **Magen-Darmtractus** zeigt bei Berücksichtigung der spontanen und auch unserer operativen Infektionsmöglichkeiten eine ganz beachtliche Resistenz. Nur in einem anaciden *Magen* kommt es zur Ansiedlung einer lokalen Flora. Infektionsprozesse der Magenwand sind ganz außerordentlich selten, im Weltschrifttum von 1928 bis 1938 nur 66 Fälle von Magenphlegmonen (STOTZ, FORSTER). Die häufigsten Erreger sind hierbei Streptokokken, seltener Pneumokokken. Auch *tuberkulöse* Prozesse des Magens sind beim Menschen trotz reichlicher Infektionsmöglichkeit durch verschlucktes Sputum auffällig selten (ASCHOFF, KAUFMANN u. a.). Der obere *Dünndarm* sorgt durch bisher nicht befriedigend geklärte Mechanismen (Schrifttum bei HÖRING) für eine Sterilisierung seines Inhaltes. Im *Dickdarm* reguliert eine besondere Flora die Abwehr pathogener Darmbakterien.

Uns interessiert hier mehr die Reaktionsweise der Darmwand als die Keimverhältnisse des Chymus. Spontane infektiöse phlegmonöse Prozesse am Darm sind ähnlich selten wie am Magen. Sie sind häufiger am Dünndarm als am Dickdarm beobachtet und bieten eine ebenso schlechte Prognose wie die Magenphlegmone (KLEINSCHMIDT und HOHLBAUM). Der Darm steht bezüglich der Häufigkeit einer tuberkulösen Erkrankung beim Menschen an zweiter Stelle. Beim Tier braucht man eine millionenfach stärkere Dosis als für die Lungen, um eine erfolgreiche, orale, tuberkulöse Infektion des Magen-Darmtractus durchzuführen (FINDEL). Es scheint die Disposition des Verdauungsschlauches an sich zur tuberkulösen Erkrankung sehr gering zu sein. Die Häufigkeit der Darmtuberkulose beruht wohl auf den sehr großen Erregermengen, die bei einer Lungentuberkulose verschluckt werden.

Es ist ungeklärt, trotz aller Bemühungen darum, die Neigung der *Appendix*, in einzelnen Fällen eine akute Entzündung auszulösen, bei der seine bodenständige Flora wesentlich beteiligt ist. Warum neigt das Coecum weniger und der Dickdarm noch weniger zu solchen Reaktionen? Intestinale Infektionen mit *Anaerobiern* sind besonders bei ulceriertem Darmtractus mit metastatischen Gasödemherden sichergestellt, aber eine Gasphlegmone oder ein Gasödem des Magens oder des Darmes selbst gibt es nicht (LÖHR).

Bei experimentellen subserösen Infektionen verschiedener Bauchorgane mit Staphylokokken bei Kaninchen zeigte der Dickdarm regelmäßig viel geringere Reaktionen als der Magen (MANENKOW). Die russische SPERANSKI-Schule führt diese Erscheinungen auf verschiedenartige nervöse Regulationen zurück (s. Kapitel „Nerven“!).

Die *Durchlässigkeit* der Darmwand für Bakterien ist auch bei Zirkulationsstörungen, bei Einklemmungen und Massieren ganz erstaunlich gering (SEIFERT, HURUYA SIGENOBU).

Die menschliche Galle zeigt in vitro bactericide Eigenschaften gegen farbstoffbildende Bakterien, Vibrionen, Diphtheriebacillen und Streptokokken. Dagegen vermehren sich im Gallemilieu Staphylokokken und die Angehörigen der Typhus-Coligruppe (WOLFSOHN, DOLD). Die bedeutend geringere entzündliche Reaktion des *Choledochus* beim Vergleich mit der *Gallenblase* wird auf anatomische Unterschiede zwischen beiden zurückgeführt. Die elastische Faserschicht des Choledochus zwischen Muscularis und Mucosa fehlt bei der Gallenblase. Infektions- und auch Pankreasfermentschäden zeigen sich mehr an der Gallenblase als am Choledochus (BRACKERTZ).

Wir wissen, daß die Resistenz der **Harnweg**-Mucosa gegen vielerlei Infektionen im Vergleich zur Schleimhaut des Darmtractus sehr gering ist. Am deutlichsten wird uns das beim Anpassungsverhältnis beider

Gewebe für Colibacillen. Die Harnwege können aber auch bei gleicher Keimexposition erstaunliche, individuelle Schwankungen in der Reaktionsweise zeigen. In einzelnen Fällen finden wir als Ursache hierfür Urinstauungen oder Traumatisierung. In vielen Fällen fehlt uns eine Erklärung für die Disposition zur „genuinen Cystitis" oder für eine Resistenz etwa bei einer chronischen Katheterinfektion. Die Eintritts- und Ausbreitungsverhältnisse bei urogenitalen Infektionsprozessen sind noch in vielen Punkten strittig (Literatur bei KRAAS).

Das **Knochensystem** zeigt bemerkenswerte Unterschiede in seiner Reaktionsweise gegenüber den einzelnen Infektionserregern. Während z. B. die *Wirbelsäule* die häufigste Lokalisation eines *tuberkulösen* Knochenprozesses ist, der sich meist an den Wirbelkörpern abspielt, ist die eitrige, unspezifische *Osteomyelitis* der Wirbelsäule die seltenste Knochenmarksentzündung im menschlichen Körper und befällt im Gegensatz zur Tuberkulose häufiger die Wirbelbögen (LAUCHE). Während eine *Tuberkulose* oder eitrige *Osteomyelitis* der *Schädel*knochen außerordentlich selten vorkommt, sind die Schädelknochen von der *Syphilis* ganz besonders oft befallen, fast so oft wie alle anderen Skeletteile zusammen (BEITZKE). Während bei der *Tuberkulose* Hüfte und Knie die am häufigsten erkrankten Gelenke sind, zeigt die *gonorrhoische* Arthritis sich in erster Linie am Knie und Handgelenk, und das Hüftgelenk steht in der Erkrankungshäufigkeit erst nach den Sprung-, Finger-, Ellenbogen- und Schultergelenken (CHIARI). Trotz aller Deutungsversuche bleibt bei einem solchen Vergleich der Organwahl verschiedener Infektionsprozesse auch die Vorliebe der Osteomyelitis für die Metaphysen langer Röhrenknochen ein ungelöstes Problem. Alle solche Wahlverwandtschaften im Knochen sind bisher einer Analyse wenig zugängig. Wir müssen ebenso überhaupt nichts darüber, warum z. B. die Metastase eines Prostatacarcinoms sich 10mal häufiger als die Absiedlungen eines Magenkrebses im Knochen ansiedelt.

Wahrscheinlich vermöge seiner Gefäßeinrichtung (schnelle Teilung der Arterien in weite, dünnwandige Venensinus — ORSÓS) neigt das **Knochenmark** zur Aufnahme und Ablagerung von im Blute strömenden Infektionserregern, aber auch von ungelösten Farbstoffteilchen. Die Erreger sind hierbei im Mark zahlreicher als im strömenden Blut nachweisbar bei vielen Infektionskrankheiten, z. B. Erysipel, Furunkel, Phlegmone, Osteomyelitis, Peritonitis u. a. Von den pyogenen Keimen scheinen sich am häufigsten *Staphylokokken* im Knochenmark anzusiedeln. Es kommt in den meisten Fällen hierbei nicht zur entzündlichen Reaktion. Das Knochenmark hat besonders die Eigenschaft zur symptomlosen „*ruhenden Infektion*" (FRÄNKEL, HARTWIG u. a.).

Alle *Gelenke* gelten bekanntlich als besonders empfindlich für Infektionen. Ein latenter Mikrobismus ohne Reizerscheinungen scheint hier nicht vorzukommen. Im Tierexperiment ist das Gelenk das widerstandsloseste Organ von allen Teilen des menschlichen Körpers bei künstlicher Infektion (WOLFSOHN). Die *Gelenkinnenhaut* besitzt die Fähigkeit zur Phagocytose ähnlich wie das Retikuloendothelialsystem (BRAUN, BAUMECKER u. a.). Die normale *Gelenkflüssigkeit* begünstigt in vitro das Bakterienwachstum (VAVRDA). Schon NOETZEL hat vermutet, daß in der Synovia, die einen vorzüglichen Nährboden für Erreger darstellt und die die Keime von der reaktionsfähigen Gelenkkapsel abhält, der Hauptgrund liegt für die Infektanfälligkeit der Gelenke.

An den *Gliedmaßen* ist uns die formgestaltende Wirkung des *anatomischen* Baues für die Entstehung und Ausbreitung infektiöser Prozesse besonders gut bekannt. An der Hand z. B. setzt das straffe Bindegewebsgefüge der Ausbreitung eines Infektionsherdes mechanische Grenzen. Es entsteht eine meist lokalisierte Entzündung, das Panaritium (SCHREIBER u. a.). Im lockeren Unterhautzellgewebe einer Gliedmaße ruft derselbe Keim eine Phlegmone, in den Lymphspalten der Haut ein Erysipel hervor. Die Ausbreitung der pyogenen Infektionsprozesse in den Tiefen der Extremität erfolgt in „Röhrenabscessen" der Bindegewebsspalten (KYRLE, STRUPPLER u. a.).

Es war mehrfach vom eigenartigen Anpassungsverhältnis zwischen bestimmten Keimen und bestimmten Geweben bei bestimmten Tierspezies die Rede. Bei derselben Tierart wurde eine Resistenz oder Disposition einzelner Gewebe und Organe gegenüber einzelnen Keimen als feststehend angenommen. ROSENOW u. a. haben nun auch bei Erregern, die sich im allgemeinen sehr verschiedenartig im Körper lokalisieren können, wie z. B. Streptokokken, Staphylokokken, Coli und Tuberkulose, behauptet, daß sie einen besonderen *organspezifischen Tropismus* besitzen oder erwerben können. Es soll bestimmte Streptokokken mit „arthrophiler Neigung" und andere mit Lokalisationsvorliebe an den Herzklappen oder der Gallenblase geben, Staphylokokken mit Tropismus zum Unterhautzellgewebe oder mit Neigung zum Festsetzen in den langen Röhrenknochen u. ä. Diese „*Organotropie*" soll bei Reinzüchtung meist verlorengehen. Das ernährende Milieu aus dem Herdinfekt, z. B. der osteomyelitische Knochen, das Gallenempyem oder die Tonsille, muß mitverimpft werden, um die bestimmte Lokalisation zu erreichen. Experimentell sollen Erreger bei längerer Fortzüchtung in bestimmten Organen, z. B. Gelenken, einen organspezifischen Tropismus, z. B. für Gelenke, erwerben. ROSENOWs Ideen und Befunde sind heftig umstritten. Auch die Ursache dieser noch problematischen Organotropie ist unbekannt (Literatur s. bei GRUMBACH, SCHLOSSBERGER).

Beim *Überblick* über die zitierten Beispiele einer eigentümlichen Resistenz und Disposition verschiedener Gewebe und Organe kann man feststellen: Die Individualität des Infektionsterrains ist nicht nur von Person zu Person wechselnd, sondern zeigt auch bei den einzelnen Geweben und Organen derselben Person erhebliche Unterschiede. Diese örtlichen, wechselnden Krankheitsbereitschaften und Unempfindlichkeiten beruhen nicht auf humoralen, faßbaren Immunkörpern und sind generell durch Phagocytose nicht erklärbar. Ganz verschiedene, zum großen Teil ungeklärte, anatomische und physiologische Besonderheiten sind hierfür als Grundlage anzusehen. Es scheint mir unmöglich, „Empfindlichkeitsreihen" über die Infektanfälligkeit einzelner Organe aufzustellen, wie das von einzelnen Autoren versucht wurde. Jedes Organ hat eine ihm eigene Reaktionsweise. Die Resistenz und Disposition des Nierenbeckens für Coli und der Hornhaut für Meningokokken vergleichen heißt ganz verschiedenartige Dinge nebeneinanderhalten. Die Reaktionsbereitschaft einzelner Organe und Gewebe kann mit dem Erreger und mit der Tierspezies sehr stark wechseln. Die entscheidende Bedeutung der verschiedenen *Eintrittspforten* der Infektion ist aus obigen Darlegungen ersichtlich. Vielerlei hier nicht näher angeführte *Funktionsänderungen*, z. B. Bewegung und Ruhe, Hyperämie und Anämie, unter anderem, können die oben nur in ihren Grundzügen gezeigte spezifische Reaktionsweise der einzelnen Organe und Gewebe noch ändern.

Die Frage nach der *Ursache der Organdisposition* und der spezifischen Anpassung bestimmter Gewebe an einzelne Erreger ist eine Aufgabe, die noch mit sehr vielen ungelösten Problemen belastet ist. Wahrscheinlich haben hier physiologische Besonderheiten eine größere Bedeutung als rein morphologische Verhältnisse. Es sei hierzu auf Beobachtungen von DOLD verwiesen. Dieser fand auch an excidierten Gewebsstücken aller normalerweise mit der Außenwelt in Verbindung stehenden Hohlorgane, z. B. des Verdauungs- und Respirationstractus, keimvermehrungshemmende Eigenschaften, „Inhibition". Im Gegensatz dazu boten die Oberfläche geschlossener Körperhöhlen, Pleura, Perikard, Peritoneum, Gelenkhöhle und ihre Sekrete diese keimwidrigen Eigenschaften nicht. ROUX stellte eine besondere Theorie der Immunität auf, die besonders in ihrer Anwendung auf die lokale Resistenz interessant ist. Bisher hat diese Theorie in ihrer Anwendung auf die Infektionslehre anscheinend keine besondere Beachtung gefunden und ist auch nicht experimentell bewiesen worden. Nach ROUX' Vorstellung gehen für bestimmte Erreger nicht widerstandsfähige Zellen oder selbstvermehrungsfähige Zellteile zugrunde und werden durch die widerstandsfähigen Nachkommen der widerstandsfähigen Zellen bzw. Zellteile ersetzt, „innere Umzüchtung unter Teilauslese". In diesem Rahmen sei zur Deutung der ganz erstaunlichen, besonderen Infektionsresistenz des Mundes, der Aftergegend, aber auch der Haut und aller mit der Außenwelt in Verbindung stehender Hohlorgane noch auf das allgemeinphysiologische *„Ausgangswertgesetz"* WILDERs hingewiesen. „Je höher der vor der Einwirkung vorhandene Erregungszustand bzw. Tätigkeitszustand, desto geringer die fördernde und desto stärker die hemmende Reaktion." Die Mundgegend wird dauernd von den verschiedensten mechanischen, chemischen, thermischen und infektiösen Reizen getroffen. Es erhebt sich die Frage, ob diese heterogenen Reize nicht auch die Reaktionsbereitschaft gegen bestimmte Infektionserreger verändern, und ob nicht das Ausgangswertgesetz auch für infektiöse Reize Geltung hat. Exakte Feststellungen der experimentellen Bakteriologie zu diesem Problem scheinen bisher nicht vorzuliegen.

Literatur.

AFANASSIEFF: Beitr. path. Anat. **22**, 11 (1897). — ANSCHÜTZ: Bruns' Beitr. **25**, 645 (1899). — AXHAUSEN: Zbl. Chir. **1928**, 212.

BARTH: Bruns' Beitr. **135**, 349 (1926). — BAUDET: Rev. Serv. Santé mil. **109**, 3 (1938). — BAUMECKER: Arch. klin. Chir. **170**, 511 (1932). — BEITZKE: Handbuch der speziellen pathologischen Anatomie, Bd. 9/II, S. 469. 1934. — BIER: Berl. klin. Wschr. **1917**, Nr 9/10. — BRACKERTZ: Dtsch. Z. Chir. **240**, 707 (1933.) — BRANN: Klin. Wschr. **1928**, 2059. — BRAUN: Dtsch. Z. Chir. **39** (1894). — BRUNNER, C.: Handbuch der Wundbehandlung. Neue Deutsche Chirurgie, Bd. 20. Stuttgart 1926.

CAIRNS: Lancet **1939**, 1193. — CARREL and EBELING: J. exper. Med. (Am.) **34** (1921). — CHIARI: Handbuch der speziellen pathologischen Anatomie, Bd. 9/II. 1934.

DOLD: Med. Klin. **1947**, 45. — DZILICHOW: Ref. Z.org. Chir. **1938**.

FINDEL: Z. Hyg. **57**, 104 (1907). — FISCHER, E.: Zbl. Neurochir. **6**, 232 (1941). FORSTER: Schweiz. med. Wschr. **1947**, 541. — FRÄNKEL: Mitt. Grenzgeb. Med. u. Chir. **12**, 419 (1903). — Virchows Arch. **216**, 341 (1914). — FROBOESE: Chirurg **11**, 1 (1939).

GIESE: Beitr. path. Anat. **109**, 229 (1944). — GRUMBACH: Erg. Hyg. **15**, 486 (1934). — GUREWITSCH: Rev. Chir. (Fr.) **55**, 555 (1936).

HAHN: Handbuch der pathogenen Mikroorganismen, Bd. 1/II, S. 719. 1927. — HANKE: Dtsch. Z. Chir. **235**, 801 (1932). — HARTWICH: Virchows Arch. **233**, 425 (1921). — HÖRING: Erg. inn. Med. **48**, 364 (1935). — HURUYA SIGENOBU: Arch. klin. Chir. **197**, 211 (1939).

IRSIGLER: Zbl. Neurochir. **8**, 32 (1943).

JAEGER: Dtsch. Z. Chir. **1930**, 412.

KLEINSCHMIDT u. HOHLBAUM: In KIRSCHNER-NORDMANN, Die Chirurgie, Bd. 6. Berlin 1941. — KOTSOVSKY: Erg. Physiol. **31**, 132 (1931). — KRAAS: Pathologisch-physiologische Grundlagen der Chirurgie, Bd. 2. Leipzig 1939. — KRAKOVSKIJ: Ref. Z.org. Chir. **1938**. — KROPP: Proc. Soc. exper. Biol. a. Med. (Am.) **46**, 446 (1941). — KYRLE: Bruns' Beitr. **176**, 233 (1945).

LÄWEN: Zbl. Chir. **1928**, 2076. — LAUCHE: Handbuch der speziellen pathologischen Anatomie, Bd. 9/IV. 1939. — LÖHR: Arch. klin. Chir. **155**, 188 (1929). — LÖWENSTEIN: Handbuch der pathogenen Mikroorganismen, Bd. 5, S. 2. 1928. — LOMMEL: Med. Welt **1939**, 1569.

MANENKOW: Z. exper. Med. **66**, 338 (1929). — MARCHIONI: Klin. Wschr. **1938**, 763, 773.

NEGRO: Gi. Batter. **8**, 615 (1932). — NEUFELD: Ärztl. Wschr. **1946**, 186. — NOETZEL: Arch. klin. Chir. **55**, 543 (1897). — NOETZEL, H.: Arch. Psychiatr. **115**, 293 (1943).

ORSÓS: Beitr. path. Anat. **76** (1927).

PERRIN: Par. méd. **1940**, 117. Ref. Z.org. Chir. **1940**. — PLENK: Arch. klin. Chir. **198**, 402 (1940).

RITTER: Dtsch. Z. Chir. **234**, 416 (1931). — ROSSI: Ann. ital. Chir. **17**, 923 (1938). — ROUX, W.: Gesammelte Abhandlungen, Bd. 2, S. 159 u. 657. Leipzig 1895.

SCHLOSSBERGER: Handbuch der normalen pathologischen Physiologie, Bd. 13, S. 508. 1928. — SCHMIDT, L.: Dtsch. Z. Chir. **243**, 350 (1934). — SCHREIBER: Arch. klin. Chir. **203**, 496 (1942). — SEIFERT, E.: Bruns' Beitr. **158**, 400 (1933). — SEITZ: Handbuch der pathogenen Mikroorganismen, Bd. 1, S. 435. 1927. — STOTZ: Arch. klin. Chir. **192**, 134 (1938). — STRUPPLER: Zbl. Chir. **1943**, 341.

THOMANN: Bruns' Beitr. **132**, 324 (1924). — TÖNNIS: Zbl. Neurochir. **8**, 1(1943).

DE VINCENTIS: Gi. Batter. **21**, 741 (1938).

WESTERMANN: Arch. klin. Chir. **197**, 477 (1939). — WIEDHOPF: Zbl. Chir. **1927**, 2898. — WILDER: Zit. nach. ZIPF. — WOLFSOHN: Neue Deutsche Chirurgie, Bd. 31. 1924.

ZIPF: Klin. Wschr. **1947**, 545.

Sachverzeichnis.